Väter im Kontext einer Frühgeburt

Anette Weißbrodt

Väter im Kontext einer Frühgeburt

- Wahrnehmung, Erfahrungen und Einflüsse im familiären Entwicklungsprozess -

Bibliografische Information der Deutschen Nationalbibliothek
Die Deutsche Nationalbibliothek verzeichnet diese Publikation in der Deutschen Nationalbibliografie; detaillierte bibliografische Daten sind im Internet über http://dnb.d-nb.de abrufbar.
1. Aufl. - Göttingen : Cuvillier, 2012

978-3-95404-218-0

Nonnenstieg 8, 37075 Göttingen
Telefon: 0551-54724-0
Telefax: 0551-54724-21
www.cuvillier.de

1. Auflage, 2012
Gedruckt auf säurefreiem Papier

978-3-95404-218-0

Inhaltsverzeichnis

Geleitwort

Die „neuen“ Männer, gibt es sie und wer gehört dazu? Viel wurde und wird über das Rollenverständnis diskutiert, eine klare und eindeutige gesellschaftliche Einschätzung existiert nicht. Das Rollenmodell unterliegt einem stetigen Wandel, neben tradierten Familienmodellen gibt es modernere Ansätze und gleich-geschlechtliche Familiensysteme. In die Rolle des Vaters wächst man hinein, aus der Paarbeziehung wird die Dreierbeziehung, die sich entwickeln muss.

Das ist schwierig genug!

Aber was passiert, wenn dieser Prozess durch eine Frühgeburtlichkeit, also durch eine Krisensituation traumatisiert wird. Existieren dann die „neuen“ Männer?

Das vorliegende Buch „Vater im Kontext einer Frühgeburt“ analysiert die Situation mit Scharfsinn und mit exzellenten wissenschaftlichen Daten und gibt Antworten. Dem Vater eines frühgeborenen Kindes kommt eine besondere Bedeutung zu, oft ist die Mutter nach der Geburt eines frühgeborenen Kindes noch nicht in der Lage, das Kind zu sehen, Kontakt aufzunehmen. Das Kind ist meist auf einem anderen Flur, einem anderen Gebäude in der Neonatologie untergebracht. Der Vater muss seine eigenen Bewältigungsstrategien entwickeln und gleichzeitig Bindeglied sein. Wie das gelingt, kann in dem vorliegenden Buch nachgelesen werden. Die Lektüre ist Vätern und Müttern sehr ans Herz zu legen sowie den unterschiedlichen Berufsgruppen, die im beruflichen Alltag mit Eltern und ihren frühgeborenen Kindern tätig sind. Exakt wird aufgezeigt, welche Hilfen und Anforderungen notwendig sind, um den Prozess der Etablierung eines Familiensystems zu erleichtern und zu festigen.

Ich gratuliere der Autorin, Frau Weißbrodt, und wünsche ihr eine große und kritische Leserschaft.

Kassel, 31.08.2012 Prof. Dr. Bernd Wilken

"Jetzt wurde alles real. Freude. Nein.
Freude wie bei meinem Großen, keine Spur.
Das Erlebnis 'Geburt', aus Glücksgefühl weinen?

Weinen ja, aber aus Schmerz!

Unser Sohn gab ein paar kurze Schreie von sich und wurde direkt von einem Frühchendoktor versorgt. Jetzt lief alles vollkommen professionell ab. Wir waren allein, obwohl Ärzte und Schwestern um uns herum standen. Unsäglicher Schmerz."
(Elsner 2002,8)

Einleitung

Die Anzahl frühgeborener Kinder steigt seit einigen Jahren kontinuierlich an. In Deutschland werden pro Jahr ca. 9 % aller Kinder zu früh geboren. Dies entspricht ca. 63 000 Frühgeborenen in einem Jahr bei einer durchschnittlichen jährlichen Geburtenrate von 700 000 Neugeborenen (vgl. Mühler et al. 2009, 72), einige Autoren sprechen auch von 10%. Frühgeburt wird als Geburtszeitpunkt vor dem erreichen der 37 Schwangerschaftswoche (SSW) definiert. Allgemein liegen die Ursache für einen Anstieg der Rate in einer verbesserten medizinischen Pränatal- und Neugeborenenmedizin, dem erhöhten Lebensalter der Eltern bei der Konzeption und weiteren körperlichen und sozio-ökonomischen Ursachen. Die Überlebensrate auch sehr unreifer Frühgeborener hat sich im Laufe der letzten Jahrzehnte durch medizinische Fortschritte und individualisierte Pflege- und Behandlungskonzepte positiv entwickelt (vgl. z.B. Ziegenhain 2006, 121). Bundesweit bilden Frühgeborene die größte Kinderpatientengruppe (vgl. z.B. Schönhöfer/ Mader 2009, Deutsche Kinderhilfe 2012).

Nach der Geburt folgt häufig ein wochenlanger Aufenthalt auf der Frühgeborenen-Intensiv-Station. Kinder, die zu früh geboren werden, sind einer Vielzahl von Einflüssen auf ihrem Entwicklungs- und Reifungsprozess ausgesetzt. Im Verlauf der Säuglingszeit kann es neben gesundheitlicher Belastung zu Anpassungs- und Regulationsproblemen kommen. Daran anschließend kann auf Seiten des Kindes die weitere Entwicklung mit therapiebedürftigen Folgeerkrankungen, Teilleistungsstörungen, späteren Verhaltensauffälligkeiten und anderen Einschränkungen einhergehen. Auf Seiten der Eltern können sowohl während des stationären Aufenthaltes ihrer Kinder als auch nach der Entlassung aus der Klinik psychische und physische Belastungssituationen unterschiedlicher Ausprägung auftreten.

In der wissenschaftlichen Auseinandersetzung spielte die Bedeutung des Vaters auf die kindliche Entwicklung bis heute eine wenig beachtete Rolle. Forscher orientierten sich zumeist an der sozialen Realität und fanden häufiger die Mutter als primäre Bezugsperson vor, so dass das Bedürfnis der Mütter fast immer im Mittelpunkt der Forschung stand. Wie aber sehen die väterlichen Perspektiven und der Einfluss des Vaters im familiären Kontext aus?

Steinhardt et al. (2002, 7) sprechen von einer 'Marginalisierung' der Frage nach dem Vater und sehen einen Zusammenhang zwischen der wissenschaftlichen Forschungstradition und einer Prägung durch das traditionelle Familienbild (vgl. 2002, 7). Juul, dänischer Familientherapeut und Autor zahlreicher Erziehungsratgeber, antwortet in einem ZEIT-Interview (2010, Nr. 9, 14), auf die Frage, ob nicht ein neuer Vatertyp entstanden sei: "Das stimmt. Es gibt jetzt zum ersten Mal Väter, die sich selbst definieren, aber sie haben keine oder wenig Vorbilder". Die Historie des Vaterwandels umschreibt er mit den Worten "Lange gab es die abwesenden Väter, dann kamen die Väter, die schlechte Kopien ihrer Frauen waren, was auch nicht geht, besonders für die Jungen nicht. Es wird dauern, bis sich der neue Vater entwickelt hat, besonders in Deutschland" (ebd. 14). Demzufolge ist es aktuell schwierig, dem Vater eine eindeutige Rolle in der Familie zuzuordnen. Auch aus diesem Grund ist das wissenschaftliche Interesse hoch.

Die Väterforschung hat sich u.a. intensiv mit der Lebenssituation von Vätern nach Trennung oder Scheidung und deren Auswirkung auf die gemeinsamen Kinder beschäftigt. Die Lebensphase von Vätern frühgeborener Kinder und ihre weitreichende Bedeutung rückt erst seit Kurzem zunehmend in den wissenschaftlichen Fokus. Aufgrund des dynamischen Einflusses auf die Familienkonstellation, das Beziehungs- und Bindungsverhalten sowie die allgemeine kindliche Entwicklung ist die Untersuchung dieses Krisenfeldes von erheblicher Bedeutung.

Die elterlichen Reaktionen auf diese traumatische Belastung sind sehr individuell und hängen von vielen Einflussfaktoren ab. Die Notwendigkeit von psychosozialer Betreuung sowie psychologischer und pädagogischer Unterstützung und Beratung findet zunehmend Beachtung, die Umsetzung und Implementierung verläuft häufig (noch) nicht befriedigend und flächendeckend (vgl. Mühler et al. 2009, 71). Im aktuellen Fachdiskurs wird einer früh einsetzenden Intervention eine signifikante Verbesserung des Bindungs- und Beziehungsverhaltens zwischen Eltern und ihrem frühgeborenen Kind zugeschrieben (vgl. z.B. Brisch 2007, 2008, 2010/ Ziegenhain et al. 2006). Eine feinfühlige Eltern-Kind-Interaktion hat wiederum eine weitreichende Wirkung auf die weitere körperliche, kognitive und emotionale Entwicklung (vgl. z.B. Sarimski 2000/ Petermann et al. 2000/ Ziegenhain et al. 2006).

Die psycho-emotionale Lage der Eltern wirkt sich erheblich auf die Gesamtentwicklung des Kindes aus. Im dynamischen innerfamiliären Prozess zeigen sich zwei mögliche Wege väterlicher Einflüsse. Entweder erfolgt eine Einwirkung direkt auf das Kind oder indirekt über den Weg der Mutter und ihrer Verbindung zum Kind. Der psychosoziale Rückhalt durch den Vater als auch seine Interaktions- und Kommunikationsmuster sind zentrale Faktoren für die mütterliche Gesundheit, besonders im Kontext von psychischen Erkrankungen und Depressionen der Mutter.

Mütterliche Depressionen stellen ein vielfach unterdiagnostiziertes Krankheitsbild dar, welches häufig bei Müttern frühgeborener Kinder auftritt. Reck (2008, 1) weist auf die mütterliche prä- und postnatale Depression als Prädiktor für eine ungünstige Beeinflussung der kindlichen Entwicklung hin. Somit stellen mütterliche depressive Störungen im Postpartalzeitraum mit einer Prävalenz von 10% einen besonders zu beachtenden Risikofaktor dar. Dies gilt sowohl für die mütterliche Gesundheit als auch für die Entwicklung einer intakten Mutter-Kind-Beziehung und die emotionale und kognitive Entwicklung des Kindes (vgl. ebd.).

Warum sind Wahrnehmungen, Erwartungen und Einflüsse von Vätern frühgeborener Kinder von wissenschaftlichem Interesse? Durch das Verstehen väterlicher Bedürfnisse, Einflüsse und Handlungsweisen können wichtige Erkenntnisse gewonnen werden. Diese Erkenntnisse können aufgegriffen und in bestehende oder zukünftige Konzepte der Begleitung nach einer Frühgeburt aufgenommen werden.

Die zentralen Aspekte im Bewältigungsprozess der Väter und der dynamischen Wechselwirkung in der Familie in den vorliegenden Kapiteln sind:

- Wie sehen die Bewältigungsprozesse von Vätern Frühgeborener im Kontext der Familiendynamik aus?
- Welche Reaktionen sind zu beobachten und welche Bedürfnisse werden deutlich?
- Was kann aus diesen Erkenntnissen für die Begleitung nach einer Frühgeburt abgeleitet werden?

Nach einer Einführung in die Struktur und Bedeutung von Familie, werden im Hauptteil des Buches unterschiedliche Lebensabschnitte frühgewordener Väter mit entsprechenden kontextuellen Bezügen dargestellt. Der Begriff Bewältigung wird nicht primär als theoretisches Konstrukt im Rahmen der Stressbewältigung bearbeitet, sondern als dynamischer Prozess beleuchtet. Abschließend werden die Ergebnisse kurz diskutiert.

Die Geburt des ersten Kindes stellt eine besondere und einzigartige Lebensveränderung dar. In dieser Arbeit wird der Fokus auf Väter frühgeborener Kinder gelegt, die zum ersten Mal Vater werden. Für den Fall, dass sich spezielle Fachbegriffe nicht aus dem Kontext erklären, sind im Glossar ausführlichere Erklärungen zu finden. Außerdem ist im Anhang ein Überblick über die zitierten Studien zu finden, um die Nachvollziehbarkeit zu erleichtern und einige hilfreiche Adressen und Internet-Verweise.

1 Familiäre Bindungen und Verbindungen

Weder in der pädagogischen Wissenschaft noch in angrenzenden Wissenschaften existiert eine einheitliche Definition des Begriffs 'Familie'. Dies ist darauf zurückzuführen, dass unterschiedliche wissenschaftstheoretische Aspekte und Perspektiven bei der Begriffsbestimmung zugrunde gelegt wurden und werden. Jungbauer unterscheidet beispielsweise in seiner Einführung zur Familienpsychologie unterschiedliche Definitionen von Familie: die rechtliche, die biologische, die funktionale und die psychologische Definition (2009, 2). Außerdem ergeben sich in unterschiedlichen Lebensphasen unterschiedliche Aufgaben innerhalb einer Familie. Trotz einer zunehmend Vielfalt an familiären Lebensformen zeigt sich, dass Familien, "die sich in derselben Lebensphase befinden, vergleichbare Verhaltensmuster" zeigen (Aldous 1996, zit. nach Oerter/Montada 2002, 108).

Das Wort 'Familie' wurde ursprünglich im deutschen Sprachraum etwa ab dem Ende des 17. Jahrhunderts bis Beginn des 18. Jahrhunderts übernommen. Etymologisch wird es auf den lateinischen Stamm 'familia' (= "alle einem Hausherrn unterstehende Personen, einschließlich Dienerschaft") und 'famulus' (= "Diener") (vgl. Knaur Wörterbuch 1985, 358) zurückgeführt. Weitere Wurzeln des Wortstammes gehen aus der französischen Sprache hervor (vgl. Brunner/Conze zit. nach Nave-Herz 2004, 29). Zur Bestimmung einer Familie wurden unterschiedliche Unterscheidungskriterien zugrunde gelegt, z.B.:

- Zugehörigkeit durch Abstammung, inklusive Verwandtschaft,
- Zugehörigkeit zu Haushaltsgemeinschaften, z.B. Eheleute, Kinder, Dienerschaft.

Familien gelten als die älteste Institution einer Gesellschaft. Die Bedeutung und das Rollenverständnis von Familie veränderte sich erheblich im Laufe der Jahrhunderte.

Der Begriff 'Familie' wird in diesem Buch im Sinne einer sozialen Beziehungseinheit verstanden, die gekennzeichnet ist durch tiefergehende

Vertrautheit (Intimität) und intersubjektive Beziehungsstrukturen (s.a. Petzold 1999, in: Jungbauer 2009, 3).

1.1 Wandel der Familienstruktur

Im Laufe der Jahrhunderte führten im Wesentlichen soziodemografische und soziokulturelle-gesellschaftliche Veränderungsprozesse zu einem Wandel der Familie als sozialem Lebensumfeld. Historisch betrachtet, hat sich die Familie als soziales Gefüge von eher nach außen gerichtet zu eher nach innen gerichtet verändert. So lag die Aufgabe von Familie über Jahrhunderte in der Sicherung von Besitz und Eigentum. Emotionale Befindlichkeiten einzelner Familienmitglieder fanden wenig Beachtung. Verträge zwischen Familien sicherten häufig die wirtschaftliche und politische Situation der Familien. Weitere Gründe für die Bedeutung der Familie als Sicherung der Existenz waren a) die kurze Lebenserwartung der Eltern, b) die hohe Kindersterblichkeit und c) der frühe Eintritt der Kinder ins Arbeitsleben. Dies sind Faktoren, die ein "intime[s] Beziehungsfeld der Familie" (Kröger 2007, 260) wie es aktuell gelebt wird, nicht zuließen.

Besonders deutlich vollzog sich der Wandel der Familie im letzten Jahrhundert: Charakterisierte die väterliche Rolle zu Beginn des 20. Jahrhunderts noch die Abhängigkeits- und Autoritätsstruktur, so wandelte sie sich allmählich zur fürsorglichen und bindungsinteressierten Vaterrolle.

Seit den 70er Jahren des vergangenen Jahrhunderts etablierten sich wesentliche Veränderungen im Familiensystem. Die Erziehung und Betreuung von Säuglingen und Kleinkindern erfolgt seitdem in umfangreicherem Maße durch Väter, obgleich die Betreuung und Erziehung noch überwiegend durch Mütter geschieht. Mütter sind hingegen heutzutage in stärkerem Umfang erwerbstätig. Durch diese Aufhebung der polaren Rollen erfolgt eine allmähliche Auflockerung des bis dahin weitgehend geschlossenen Systems von Mutter und Kind. Ferner weisen diese Veränderungen auf eine 'Entdifferenzierung' (Nave-Herz 2006a, 183) hin, wenn gleich die Vaterrolle noch immer primär durch die des Ernährers und erst sekundär durch die Rolle von Fürsorge und Erziehung besetzt ist.

Das Verständnis normativer Lebensmodelle hat sich im Vergleich zu früher erheblich gewandelt. Noch in der Mitte des letzten Jahrhunderts war es gesellschaftlich wenig akzeptiert, ein Zusammenleben als Paar außerhalb des Ehestatus' zu leben. Die Minderheit der Ehen wurden vor dieser Zeit aus postiv besetzten Emotionen füreinander eingegangen, vielmehr waren sie aus pragmatischen Gründen im Sinne einer Wirtschafts- und Zweckgemeinschaft motiviert (vgl. Jungbauer 2009, 69 f). Heute sind neben den traditionellen Ehemodellen viele Lebens- und Beziehungsformen möglich (moderne Pluralität), die sich in Dauer und Verbindlichkeitsgrad unterscheiden. Seit den 70er Jahren des vergangenen Jahrhunderts ist die Zahl der unverheiratet zusammenlebenden Paare stark angestiegen und kommt aktuell etwa zu gleichen Anteilen wie die traditionelle Ehe vor (Schneider 2000, nach Jungbauer 2009, 70). Die bevorstehende Geburt eines Kindes gibt häufig den Anlass für eine Heirat von bis dahin unverheiratet zusammenlebenden Paaren.

Auch wenn in Deutschland und in vielen Teilen Europas ein entsprechender Trend zur Auflösung der beschriebenen polaren Rollen zu beobachten ist, so gilt dies nicht für eine globale gesellschaftliche Wandlung. In Korea, Japan und Taiwan ist ein entgegengesetzter Trend festzustellen: Im Vergleich zu einer Entwicklung von vor 30 Jahren, wird in diesen Ländern, verschiedenen Umfragen und Studien zur Folge, der Mutter die Alleinverantwortung für Fürsorge, Erziehung, Bildung und Beistand zugeschrieben, dem Vater ausschließlich die Rolle des Ernährers (vgl. Nave-Herz 2006a, 185 f). Als Ursache für diese fokussierte Rollenausübung wird die effizientere Versorgung und Bildung der Kinder genannt. Diese Untersuchungen unterstreichen die Abhängigkeit familialer Rollen von soziokulturellen und z.T. auch gesellschaftspolitischen Strukturen und Entwicklungen.

Jungbauer (2009, 3) nennt einige eng miteinander zusammenhängende Entwicklungsaspekte, die aktuell zum Wandel der Familienrolle beitragen:

- gestiegene Lebenserwartung
- gesunkene Heiratsneigung
- hohe Scheidungsrate
- Partnerschaften ohne Trauschein
- Geburtenrückgang
- veränderte Lebensperspektiven und Biografien von Frauen
- Bedeutungswandel der Eltern-Kind-Beziehung
- veränderte Erziehungswerte
- veränderte Familienmodelle – traditionell oder alternativ.

Das traditionelle Familienmodell mit einer als 'ideal angesehene[n]' Kinderzahl von 1,7 dominiert laut jüngeren Umfragen (Höhn, Ette, Ruckdeschel 2006, nach Jungbauer 2009, 6). Dennoch haben die Häufung und auch die gesellschaftliche Akzeptanz nicht-traditioneller Familienformen in den letzten Jahren deutlich zugenommen (Jungbauer 2009, 8).

1.2 Von der Dyade zur Triade

Im Zuge der gesellschaftlichen Modernisierung und Etablierung multipler Lebensformen hat sich die Erwartungshaltung an die Paarbeziehung verändert. 'Zusammenleben aus Liebe' und der Anspruch an ein harmonisches Zusammenleben sind oft die leitenden Motive der Paare und sie betrachten dies als bedeutende Voraussetzung für die Gründung einer Familie.

Sternberg (1988) geht davon aus, dass sich die Arten und die Bedeutung der Liebe unterscheiden und legt in seiner 'Dreieckstheorie der Liebe' drei psychologische Komponenten zu Grunde: die Leidenschaft, die Intimität und die Verbindlichkeit.

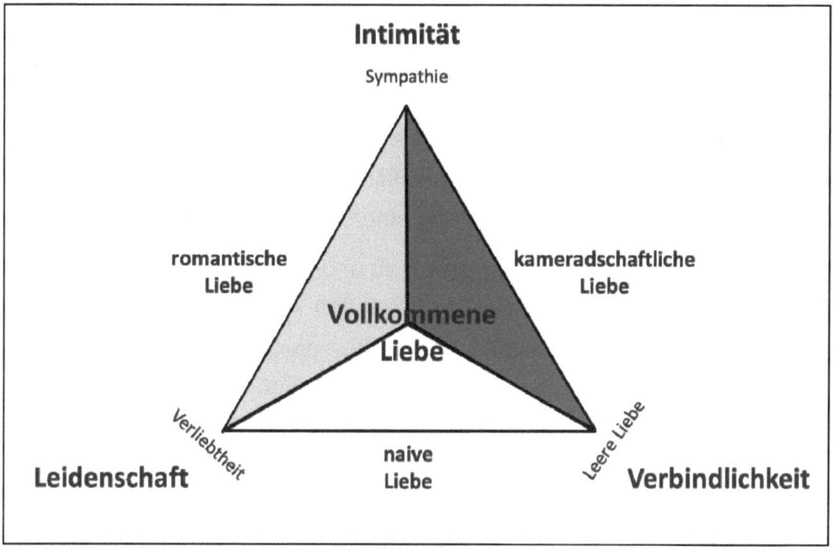

Abbildung 1: Dreieckstheorie der Liebe (Sternberg 1988, in: Jungbauer 2009, 74)

Fehlt eine der beiden anderen Komponenten oder ist sie nur sehr schwach ausgeprägt, ist die Liebe nur auf einen wesentlichen Aspekt ausgerichtet. So tritt nach Sternberg beispielsweise, im Fall, wenn ausschließlich 'Intimität' vorhanden ist (ohne Kombination mit Verbindlichkeit und Leidenschaft) als vordergründige Emotion 'Sympathie' füreinander auf. Treten zwei Komponenten auf wie 'Intimität' und 'Leidenschaft', steht dies für eine 'Romantische Liebe'. Im Laufe der Beziehung können einzelne Komponenten dazukommen oder auch verblassen. Die Vollkommenheit der Liebe besteht nach Sternberg aus den drei o.g. psychologischen Komponenten (Intimität, Verbindlichkeit und Leidenschaft, vgl. Jungbauer 2009, 74). Unberücksichtigt bleiben bei dieser Darstellung allerdings dynamische Einflüsse wie Anpassungsprozesse, belastende Ereignisse und überdauernde Persönlichkeitseigenschaften (vgl. Schneewind 2002). Dieser Aspekt wird zu einem späteren Zeitpunkt aufgegriffen (s. Kapitel 2).

Beim Übergang von einer Paar- zur Elternkonstellation, lösen sich bis dahin bestehende interne Beziehungsregeln auf. Aus einer intimen

Zweierbeziehung (Dyade) entwickelt sich ein familiäres Beziehungsdreieck (Triade). Die Geburt eines Kindes wird in der Regel als tiefer biografischer Einschnitt erlebt (vgl. Jungbauer 2009, 29). Mit der Ankunft des neuen Familienmitglieds tritt eine neue Entwicklungsphase ein. Bevor es dazu kommt, vollzieht sich ein spezifischer Prozess, der sich von der Schwangerschaft bis zur Entstehung einer Familie vollzieht.

Um die Bedeutung der Schwangerschaft und ihr Einfluss auf die Paarbeziehung zu verdeutlichen, wird im folgenden Abschnitt die Schwangerschaft und die durchlebten Abschnitte dargestellt. Eine reguläre Schwangerschaft besteht aus ca. 37 bis 40 Schwangerschaftswochen (SSW) und wird in Abhängigkeit von den Entwicklungsphasen des Kindes in 1.-3. Trimenon geteilt. Das erste Trimenon wird auch als Frühschwangerschaft bezeichnet und umfasst den Zeitraum von der Konzeption bis zur 13. SSW. Der weibliche Körper ist während dieser Zeit am stärksten mit hormonellen und stoffwechselspezifischen Anpassungsproblemen beschäftigt. Am Ende des ersten Trimesters beginnt das Bauchwachstum der werdenden Mutter. Im zweiten Trimenon (14.-26.SSW) wird dieses deutlicher und um die 20. SSW werden erste Kindsbewegungen spür- und sichtbar. Im dritten Trimenon, welches einen Zeitraum von der 27.-39./40. SSW umschreibt, nimmt der Bauchumfang erheblich zu. Kurzatmigkeit, Erschöpfung, geringere physische Belastbarkeit können die körperliche Verfassung beeinträchtigen. Senkwehen treten i.d.R. in den letzten zwei bis vier Wochen vor der Entbindung auf und 'trainieren‘ die Gebärmutter auf das bevorstehende Ereignis.

Aus psychologischer Sicht treten häufig mehrere Phasen auf, zum einen als Vorbereitung auf die Geburt und zum anderen als Anpassungsprozess nach der Geburt. Gloger-Tippelt (2005, nach Jungbauer 2009, 29; Gloger-Tippelt 1985, 67 ff) umschreibt diesen Prozess in einem psychologischen Phasenmodell:

- Verunsicherungsphase
  Diese Phase beschreibt den Zeitraum der Frühschwangerschaft bis zur 12. SSW, einhergehend mit den bereits oben erwähnten starken körperlichen und hormonellen Veränderungen. Stim-

mungsschwankungen und ambivalente Überlegungen können die werdenden Eltern begleiten, auch wenn es sich um eine ausdrückliche Wunschschwangerschaft handelt. Die ambivalente Gefühlslage kann sich auf die gesamte Paarinteraktion auswirken. Auslöser für die schwankende Gefühlslage kann beispielsweise die Partnerwahl, der Zeitpunkt der Schwangerschaft sein oder sich auf die Gesundheit des werdenden Kindes beziehen.

- <u>Anpassungsphase</u>
  Die Anpassungsphase umschreibt den Zeitraum von der 12. bis zur 20. SSW. Stimmungsschwankungen lassen nach und es kommt tendenziell zu einer Akzeptanz der Schwangerschaft und diese wird zunehmend mit positiven Gefühlen besetzt. Es bildet sich fortschreitend ein Selbstkonzept der werdenden Eltern aus. Durch das Mitteilen der Schwangerschaft wird dieser Prozess häufig aus dem sozialen Umfeld unterstützt.
- <u>Konkretisierungsphase</u>
  In dieser Phase (20. bis 32. SSW) wird das Selbstkonzept des werdenden Vaters und der werdenden Mutter zunehmend verinnerlicht. Die Eltern beginnen sich das gemeinsame Leben mit dem Säugling vorzustellen (Antizipation). Häufig wird diese Phase als die unbeschwerteste in der Schwangerschaft beschrieben.
- <u>Antizipations- und Vorbereitungphase</u>
  In der letzten Schwangerschaftsphase (32. SSW bis zur Geburt) nehmen die körperlichen Beschwerden der werdenden Mutter wieder zu. Aufgrund des herannahenden Ereignisses können auch wieder vermehrt Sorgen der zukünftigen Eltern auftreten und zu psychischer Belastung führen. Aufgrund der nötigen Vorbereitungen kommt es zu einer aktiven Interaktion zwischen dem Paar. Geburtsvorbereitungskurs, Erkundigungen über mögliche Geburtsorte (Krankenhaus, Geburtshaus, Hausgeburt), Geburtspositionen, Anschaffung der Babykleidung und Inneneinrichtung, Packen einer Geburtstasche beschäftigen die zukünftigen Eltern.

Nach der Geburt beschreibt Gloger-Tippelt noch drei weitere Phasen: die Phase der Überwältigung, die Umorientierungsphase und die Gewöhnungsphase.

- Überwältigungsphase
  Die Überwältigungsphase (erster und zweiter Lebensmonat des Kindes) ist gekennzeichnet durch körperliche und psychische Erschöpfung. Zeitabschnitte von absoluten Glücksgefühlen und postpartalen Stimmungskrisen können sich ablösen.
- Umorientierungsphase
  In der Umorientierungsphase (bis 6. LM) gelingt eine allmähliche Adaptation an das neue Familiensystem, Rollen werden differenziert und die Eltern werden zunehmend sicherer im gemeinsamen Alltag.
- Gewöhnungsphase
  Die Gewöhnungsphase (ab dem 6. Lebensmonat) charakterisiert eine Vertrautheit und Abstimmung auf die individuellen Bedürfnisse der Familienmitglieder. Zum Ende des ersten Lebensjahres ist die Elternrolle weitestgehend in das Selbstkonzept von Mutter und Vater - auch als Paar - integriert.

Frühe psychoanalytische Konzepte zur Schwangerschaft beschreiben Schwangerschaft als eine "'kritische Periode' im Leben einer Frau" (1952 Benedek, nach Lenkitsch-Gnädinger 2004, 31) und als krisenhaften Entwicklungs- und Reifungsprozess. In einer frühen Längsschnittuntersuchung konnte Bibring (1959, 1961, nach Lenkitsch-Gnädinger 2004, 31) nachweisen, dass sich in der Schwangerschaft verschiedene innere Veränderungen bei den Müttern vollziehen. Als Veränderungszeichen konnten "Regression, Lockerung der Abwehrmechanismen, Umstrukturierung des Selbstkonzeptes und neue Identifikationen" beschrieben werden (ebd.). Die Veränderungen intendieren die Anerkennung des Babys.

Ohne in die Tiefen der psychoanalytischen Sichtweise vordringen zu wollen, zeigt dieses psychoanalytische Konzept der Schwangerschaft deutlich, in welchem Konflikt und Veränderungsprozess sich die Mutter befindet und welche ambivalenten Phasen sie durchläuft: von großen Glücksgefühlen bis zum Angst- und Versagensgefühl ("point of no return", Lenkitsch-Gnädinger 2004, 32).

Allgemeine Schwangerschaftsratgeber empfehlen das Bereitstellen einer 'Krankenhaus-Tasche', in der sich wesentliche Kleidungsstücke und sonstige Gegenstände für die Entbindung und den (möglicherweise) nachfolgenden Klinikaufenthalt für die Mutter befinden sollten. Ein Ratgeber für zukünftige Väter der Bundeszentrale für gesundheitliche Aufklärung (BZgA) empfiehlt in der bewusst maskulin attribuierten Broschüre 'Beifahrer - Kleiner Tourenplaner für werdende Väter', eine Geburtstasche mit entsprechenden Utensilien für den Vater. Neben der technischen Ausrüstung wie Fotoapparat gehören auch Gegenstände, die zur Entspannung der werdenden Eltern beitragen sollen dazu (Entspannungs-CD, Thermoskanne mit Entspannungstee etc.).

Schäfer, Politologe und Leiter eines Väterzentrums, berichtet von seinen langjährigen Erfahrungen als erfahrener Leiter von Geburtsvorbereitungskursen für Väter, in denen sie sich intensiv emotional und gedanklich mit dem Vaterwerden beschäftigen. Ebenso wie bei den Müttern gibt es unterschiedliche Ausprägungen, sich mit der Thematik zu befassen. Außerdem sind individuelle Einflüsse und Belastungsfaktoren von wesentlicher Bedeutung für die Auseinandersetzung mit dem Elternwerden. Ein Vater aus einem der Vorbereitungskurse unter der Leitung von Schäfer (2008, 86) umschreibt seine Empfindungen folgendermaßen:

> "'Für den kompletten 16-stündigen Geburtsvorbereitungskurs habe ich 75 Euro bezahlt. Sie haben sich allein für die drei Stunden bezahlt gemacht, in denen wir unter Männern über das Vaterwerden sprechen konnten.' Werdender Vater, 28 Jahre."

Werden die zukünftigen Väter nach dem Erleben der Schwangerschaft gefragt, so seien laut Schäfer einige typische Antworten: Information über das Ergebnis des Schwangerschaftstests, das erste Ultraschallbild, Spüren der Kindsbewegungen im Bauch der werdenden Mutter (vgl. Schäfer 2008, 89).

Wenn auch Väter in zunehmendem Maße am Prozess von Beginn der Schwangerschaft an teilhaben (gemeinsame Besuche bei den gynäkologischen Vorsorgeuntersuchungen, Vorbereitungskurse, gemeinsamer 'Nestbau' etc.) bis zum Zeitpunkt der Geburt, bleibt allein der werdenden Mutter das Heranwachsen des Kindes im eigenen Körper als einzigartige Erfahrung vorbehalten. Um diese Erfahrung werden die Mütter von vielen Vätern beneidet.

Die Väterforschung, die seit ca. 40 Jahren besteht und inzwischen zahlreiche Publikationen zu Themenschwerpunkten wie Interaktion, Bindungsqualität, Feinfühligkeit u.a. hervorgebracht hat, ist noch immer spärlich im Themenbereich werdender Väter und Schwangerschaft vertreten (s.a. im nachfolgenden Kap.). Neben Väter-Ratgebern ist in der wissenschaftlichen Literatur wenig über das Erleben der Väter in der Schwangerschaft zu finden. Die meisten Untersuchungen beziehen sich auf das Erleben der Vaterschaft im Kleinkind- oder Schulalter der Kinder (z.B. Eickhorst 2005, Kindler 2002, Bereswill 2006). Einen Überblick über den Forschungsstand von Vätern allgemein im Kontext von Geburtshilfe geben Burgess und Fisher (2008, 13 ff). In einer sehr differenzierten Arbeit von Sarimski über die besondere Situation von Frühgeborenen und die Betreuung ihrer Eltern, verweist er lediglich in einer Fußnote, dass ebenso die Väter impliziert seien, wenn er von den Müttern spreche (Sarimski 2000, 100). Auf die Väter selbst geht Sarimski nicht detaillierter ein, vielmehr schließt er sie nur in allgemeine Aussagen über das mütterliche Erleben mit ein.

1.3 Aktuelle Vaterschaftskonzepte - 'neue Väter'

Im Rückblick auf Familienleben der letzten Jahrzehnte wird schnell deutlich, dass allein die zeitliche Verfügbarkeit von Vätern einem deutlichen Wandel unterliegt. Pleck wies nach, dass Väter zunehmend mehr gemeinsame Zeit mit ihren Kindern verbringen und spricht vom sogenannten Involvement (1997, in Kindler/Grossmann 2008, 244). Die Zunahme gemeinsam verbrachter Zeit von Vätern und ihren Kindern bezieht sich sowohl auf die Häufigkeit der Kontakte als auch auf deren Dauer. Diese Zunahme wird durch externe Einflüsse begünstigt wie kürzere oder flexiblere Arbeitszeiten, mehr Urlaubstage oder Teilzeittätigkeit. Neben einer größeren Verfügbarkeit entwickelten sich neue Vaterschaftskonzepte. Einige werden im Folgenden kurz skizziert.

Im Jahr 2001 führten Fthenakis und Minsel (nach Eickhorst 2005, 21) in Deutschland eine umfangreiche Studie zu Vaterschaftskonzepten durch. Es konnte nachgewiesen werden, dass 71% der Männer und 75% der Frauen, die Väter in einer Erzieherrolle sahen. Jeweils 29% der Männer und 25% der Frauen sahen Väter primär in der Ernährerrolle. Des Weiteren konnte ein Zusammenhang zwischen positiven Erinnerungen an den eigenen Vater und der Zufriedenheit in der Paarbeziehung nachgewiesen werden. Nach der Geburt tendierte die Aufgabenteilung in Haushalt und Erziehung zu einer traditionellen Form - entgegen des vorgeburtlich angestrebten paritätischen Familienkonzeptes. Dadurch wurde ein Absinken der Qualität in der Partnerbeziehung erklärt.

In den Betrachtungen einer frühen Eltern-Kind-Beziehung von Zwillingskindern, wurde der Vater bisher ebenso wenig berücksichtigt. Allerdings spielt der Vater von Beginn an eine wesentliche Rolle bei der Versorgung. In diesem Zusammenhang weist Grigelat (2009, 192) darauf hin, dass mehr zweijährige Zwillingsjungen ihren Vater als erste Bezugsperson wählen im Vergleich mit Einlingsjungen. Grigelat begründet dies durch die grundsätzlich anders gestaltete Beziehung zwischen Zwillingsvätern und ihren Zwillingskindern im Vergleich zu Einlingsvätern und ihrem Kind. Es wird vermutet, dass Zwillingsväter aufgrund der Gleichzeitigkeit von kindlichen Bedürfnissen, stärker Aufgaben im konventionell mütterlichen Sinn übernehmen. Aufgrund der Versorgung sei für Zwillingsväter weniger Zeit für Aktivitäten, die einer eher klassischen Vaterrolle entsprächen wie Herumtollen, Kräftemessen und stärker körperlich ausgerichtetes Spiel (vgl. ebd.).

Ende des letzten Jahrhunderts wurde in der Fachdiskussion der Begriff 'Neue Väter' geprägt. Er soll hier kurz skizziert werden:

Inzwischen sind zahlreiche populäre und wissenschaftliche Publikationen zu dieser Thematik erschienen. Es wird sich hier jedoch nur auf die bedeutsamsten Aspekte beschränkt. Im Wesentlichen ist die Entwicklung eines neuen, anderen Vatertypus seit den 70er Jahren des 20. Jahrhunderts gemeint. Er generierte sich aus dem, damals einsetzenden soziokulturellen und wirtschaftlichen Wandel. Soziokulturelle und wirtschaftliche Einflüsse wurden z.B. durch die Feminismusbewegung, die vermehrte Berufstätigkeit der Frauen und die Geburtenkontrolle angestoßen. Zunächst wurde die Forderung nach einem 'neuen Vater‘ von den Frauen an die Männer herangetragen. Eine innerfamiliäre Gleichberechtigung gewann zunehmend in der Öffentlichkeit an Bedeutung. Weitere Begriffe, die sich an den neuen Vatertypus anlehnen, sind beispielsweise androgyner oder mütterlicher Vater. Oftmals finden sich auch Definitionen, die dem 'neuen Vater‘ zugeordnet werden, obwohl sie sich lediglich von einem traditionellen Rollenverständnis unterscheiden. Darunter fallen beispielsweise auch Väter, die in Teilzeit tätig sind, alleinerziehend, 'Hausmänner‘ oder in anderen - nicht traditionellen - Familienkonstellationen leben. Es bleibt jedoch festzuhalten, dass die äußere Form des Zusammenlebens noch nichts über innerfamiliäre Konzepte, insbesondere Erziehungsauffassungen aussagt.

Auch in der wissenschaftlichen Diskussion ist eine Kategorisierung der 'neuen Väter' schier unüberschaubar. Die Definitionen sind uneinheitlich und werden kontinuierlich ergänzt. Gumbinger und Bambey führten unter der Projektverantwortung von Honneth und Dornes eine Studie zur familialen Triade durch. Die leitende These war, dass durch die gesellschaftlichen Umbildungsprozesse, sich die familialen Sozialisationsfunktionen neu strukturieren müssen (vgl. Gumbinger/Bambey 2005, 1f). Anhand einer Clusteranalyse wurden 1524 Fragebögen Frankfurter Grundschulväter ausgewertet und nachfolgend durch leitfadenorientierte Interviews mit den Elternpaaren und psychologische Tests mit den Kindern ergänzt. Mittels einer Clusteranalyse ordneten sie sechs Vatertypen zu:

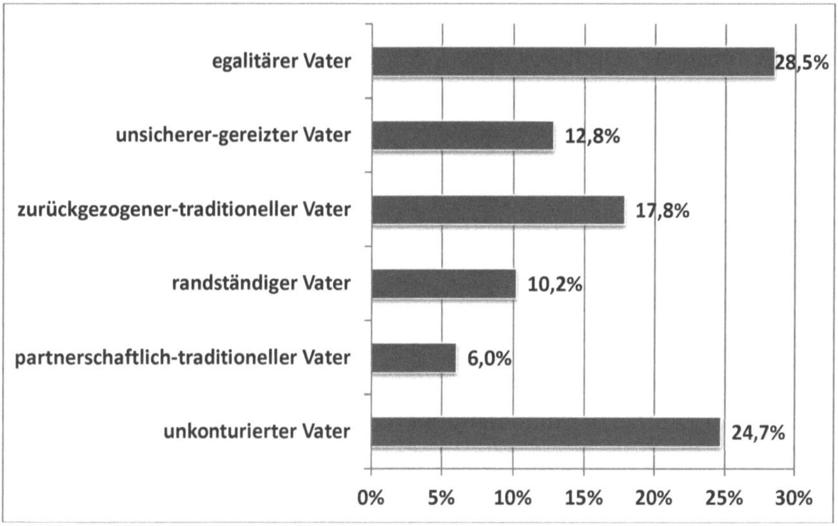

Abbildung 2: Vatertypen nach Gumbinger/ Bambey (2005)

Der 'unkonturierte Vater' (später auch als fassadenhafter Typ definiert, vgl. Gumbinger/Bambey 2006, 27) zeichnet sich durch eine Ablehnung traditioneller Rollenklischees aus ohne jedoch eindeutig Position zu beziehen. Auch bezüglich einer Eigeneinschätzung der elterlichen Kompetenz bezieht der Vater keine eindeutige Stellung. Großes Engagement in den Bereichen Kindererziehung und Beziehung zum Kind zeigt der 'partnerschaftlich-traditionelle Vater'. Die Akzeptanz durch die Mutter wird als positiv angegeben. Er hält jedoch an traditionellen Rollen wie der Zuständigkeit für finanzielle Versorgung der Familie fest. In seiner Position als Vater durch seine Frau an den Rand der Familie gedrängt, fühlt sich der 'randständige Vater'. Er empfindet die Haltung seiner Frau gegenüber seinen Erziehungskompetenzen als misstrauisch. Die Partnerschaft wird als unzufrieden beschrieben. Als homogen wird der 'zurückgezogene-traditionelle Vater' charakterisiert. Er überlässt die Kindererziehung seiner Frau, auch wenn er annimmt, dass sich seine Frau ein höheres Engagement in diesem Bereich von ihm wünscht. Der 'unsicheregereizte Vater' fühlt sich in seiner Vaterrolle von seiner Frau bestätigt. Trotz einer Ablehnung traditioneller Rollen, führt dies nicht zu einer eindeutigen anderen Rollendefinition seinerseits. In der Kindererziehung tritt er häufig ungeduldig und gereizt auf. Mit einer Ablehnung klassischer Rollenverteilung, einem positiven Vater-Kind-Verhältnis, mütterlicher Akzeptanz und großer Sicherheit und Engagement in der väterlichen Rollenausübung geht der 'egalitäre Vater' einher.

Weitere Klassifikationen lassen sich bei Eickhorst finden, der eine Übersicht einiger Studien in Deutschland zusammengestellt hat. Er verweist auf eine Untersuchung von Schmidt-Denter (1988, nach Eickhorst 2005, 21). Schmidt-Denter nahm eine Klassifizierung nach dem Ausmaß der Vater-Kind-Interaktion vor und unterteilte diese in drei Gruppen: 41% aktive Väter, 21% weniger aktive Väter, 22% inaktive Väter. Ein Prozentsatz von 16 bleibt demnach unberücksichtigt und kann vermutlich in keine der vorgeschlagenen Kategorien eingeordnet werden. Ein Phänomen, welches auch bei verschiedenen anderen Vätertypen-Studien auftrat. In einer österreichischen Studie klassifizierte Zulehner (1994, nach Eickhorst 2005, 21) ebenfalls drei Vätertypen: traditionelle Väter (36%), nicht-traditionelle Väter (13%) und eine Gruppe, die zwischen den ersten beiden lag (51%). In einer weiteren österreichischen Untersuchung von Werneck (1998, nach Eickhorst 2005, 21) wurden wiederum drei Vätertypen, die neuen Väter (15,9%), die familienorientierten Väter (31,7%) und die eigenständigen Väter (52,4%), definiert. Diese Definition ist jedoch wenig präzise, denn dem familienorientierten Vater wird ein primär traditionelles Rollenverständnis zugeordnet und dem eigenständigen Vater wenig Interesse am Familienleben. Diese betreffen sowohl die Erziehung oder sonstige familiäre Aufgaben und grenzen sich daher nicht deutlich voneinander ab.

Eickhorst weist in seiner Schlussbetrachtung der Untersuchung zum Vatererleben darauf hin, dass das Verständnis des 'neuen Vaters' "primär ein Phänomen der Medien ist, das hauptsächlich öffentliches Interesse und zumindest in einigen Teilen der Bevölkerung, Sympathie für die heutigen Väter erweckt" (2005, 130; vgl. Matzner 1998: in ebd.). "Die Bedeutung, die der öffentliche Diskurs diesem Thema verleiht, scheint seine tatsächliche (quantitative) Bedeutung bei weitem zu übersteigen", merkt Eickhorst an (2005, 21).

Die Ausprägungen und Auffassungen von Zusammenleben und inhaltlichen Familienkonzepten weisen eine komplexe und individuelle Erscheinungsform auf, so dass sie sich einzelnen Modellvorstellungen zuordnen lassen. Familienkonzepte unterliegen einer Vielzahl von Einflüssen. Ein bedeutender Faktor ist das Bildungsniveau der Eltern sowie die soziale Stellung. So zeigte sich, dass die Arbeits- und Erziehungsmotivation deutlich höher ausfiel, wenn beide Eltern berufstätig waren, als bei Familien mit Vätern als Alleinverdiener (vgl. ebd., 22). Möglicherweise verläuft die väterliche Adaptation langsamer als von den Müttern erwartet. Für dieses Argument spricht, dass - wie bereits erwähnt - die Entwicklung eines neuen Vätertypus primär von der weiblichen Seite initiiert wurde.

Im Allgemeinen hat sich jedoch eine Tendenz entgegen tradierter Familienrollen abgezeichnet, überdurchschnittlich häufig jedoch bei bildungsnahen Familien.

2 Erleben und psychische Belastung im Kontext einer Frühgeburt

Für Eltern kann die zu frühe Geburt ihres Kindes eine große Belastung darstellen. Durch die verkürzte Schwangerschaft, fehlt eine entscheidende Zeitspanne, um sich auf das bevorstehende Ereignis vorzubereiten. Ab einem gewissen Zeitpunkt nimmt das Umfeld bei einem regulären Schwangerschaftsverlauf i.d.R. die Schwangerschaft der werdenden Mutter durch ihre körperlichen Veränderungen wahr. Dieser Prozess bleibt frühgewordenen Eltern und ihrem sozialen Umfeld vorenthalten. Die Geburt des Kindes findet häufig unter dramatischen Bedingungen wie einer Notsectio statt. Nach der Geburt werden Eltern und Kind räumlich voneinander getrennt. Das Kind wird auf die Frühgeborenen-Intensivstation verlegt, die sich u.U. noch nicht einmal auf dem Gelände der Geburtsklinik befindet. Möglicherweise muss auch die Mutter intensivmedizinisch versorgt werden. Somit stellt der Vater in den ersten Lebenstagen als verbindender Dritter häufig das einzige Bindeglied zwischen Mutter und Kind dar.

Da sich die Belastung, der Bewältigungsprozess und auch die Entwicklung interpersoneller Bindung nach einer Frühgeburt auf unterschiedliche Lebensphasen beziehen können, werden in den nachfolgenden beiden Kapiteln die Zeitspannen vor der Konzeption und während der Schwangerschaft (2.1) sowie während und nach der Geburt (2.2) beleuchtet.

2.1 Erleben der Schwangerschaft aus Vätersicht

Eine Frühgeburt kann sich bereits durch einen komplizierten Schwangerschaftsverlauf andeuten. Aus diesem Grund kann das Erleben der Schwangerschaft dieser Eltern schon in dieser Zeit mit negativen Gefühlen verbunden sein (s. 2.1.2 Gefühlserleben während er Schwangerschaft). Aber auch vor dem Eintritt der Schwangerschaft kann es Einflussfaktoren geben, die sich auf die Empfindung und die Wahrnehmung der Geburt auswirken können.

2.1.1 Zeitpunkt der Vaterschaft

Die von der Bertelsmann Stiftung in Auftrag gegebene und vom Deutschen Jugend Institut (DJI) durchgeführte Studie (2008), untersuchte aktuelle Vaterschaftskonzepte. Die Studie hatte eine Laufzeit von fünf Monaten (Oktober 2007 bis Februar 2008) und wurde bundesweit per Telefonbefragung erhoben. Der Anteil der kinderlosen Männer umfasste 1133 Personen im Alter zwischen 15 und 33 Jahren. Es wurden außerdem 670 Väter im Alter zwischen 21 und 42 Jahren erfasst (Zerle/ Krok 2009, 121).

Bezogen auf die Ausprägung des Kinderwunsches, zeigte die Studie, dass der Kinderwunsch mit 92,7% sehr hoch ist (ebd. 123). Etwa die Hälfte (47,6%) der kinderlosen Männer gaben als optimales Alter zum Vaterwerden den Zeitraum zwischen 25 und 28 Jahren an. Tatsächlich tritt die erste Vaterschaft jedoch zu einem späteren Zeitpunkt auf. Mehr als 30% der Männer im Alter zwischen 35 und 40 Jahren sind kinderlos, davon bleiben ca. ein Viertel der Männer über die Altersgrenze hinaus ohne Kinder (vgl. Schmitt/ Winkelmann 2005, nach Zerle/ Krok 2009, 124). Als Voraussetzung für eigene Kinder nannten die Befragten am häufigsten eine gefestigte Partnerschaft (66,1%), darauf folgend ein ausreichendes Einkommen (58,9%) und einen sicheren Arbeitsplatz (56,6%). Die persönlichen Voraussetzungen für die Umsetzung des Kinderwunsches ist im Überblick in der Abbildung 3 dargestellt.

Zerle/Krok weisen darauf hin, dass diese Voraussetzungen bei der heutigen Generation zu einem späteren Zeitpunkt gegeben sind als dies beispielsweise bei deren eigenen Eltern der Fall war. Dies führt zum einen dazu, dass die Elternschaft in heutiger Zeit zu einem späteren Zeitpunkt eintritt und somit auch das Risiko einer frühen Geburt eher besteht, da sie mit einer Häufung bei Spätgebärenden zu finden ist. Zum anderen wächst mit lang andauernder Zeitspanne bis zur Erfüllung des Kinderwunsches auch eine idealisierte Vorstellung der eigenen Elternschaft und des zukünftigen Kindes.

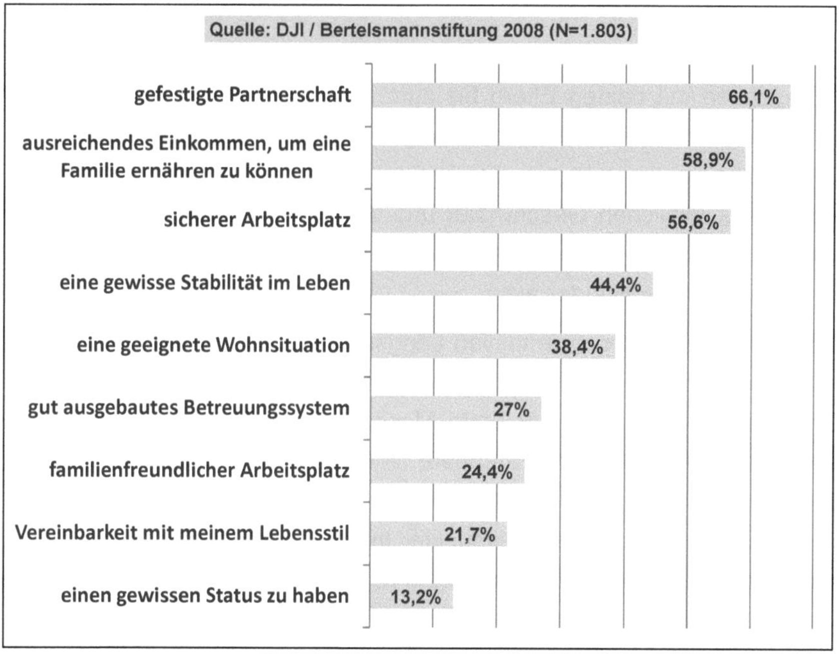

Abbildung 3: Persönliche Voraussetzung für die Umsetzung des Kinderwunsches (Zerle/Krok 2009, 125)

Die Anzahl der Wunschkinder liegt mit einem Wert von 2,12 Kinder in der Studie über dem der Idealfamilie (1,7/ s. Kapitel 1.1) und über dem tatsächlichen bundesdeutschen Durchschnitt (1,33 pro Frau, Statistisches Bundesamt Deutschland 2006). In Zusammenhang mit dem Bildungsabschluss der potenziellen Väter, gaben die kinderlosen Männer mit einem höheren Bildungsniveau eine höhere Anzahl an gewünschten Kindern an. Es wird ein Kausalzusammenhang zwischen der zu erwartenden finanziellen Sicherheit und der Anzahl der gewünschten Kinder angenommen. Bemerkenswerterweise wünschen sich karriereorientierte Väter, unabhängig von ihrem Bildungsstand, weniger Kinder als nicht so stark aufstiegsorientierte Väter. Die finanzielle Voraussetzung allein ist demnach nicht ausschlaggebend für eine große Familie. Es wird vielmehr geschlussfolgert, dass durch eine höhere Anzahl an Kindern, die verfügbare Zeit für berufliche Aktivitäten zu stark eingeschränkt sein könnte (vgl. ebd., 126 f).

Des Weiteren konnte in der Studie geschlussfolgert werden, dass das Aufwachsen mit beiden Eltern bis zum 15. Lebensjahr, später die Entscheidung für eine höhere Anzahl eigener gewünschter Kinder begünstigt. Außerdem besteht ein signifikanter Zusammenhang zwischen der Anzahl der leiblichen Geschwister und der gewünschten Kinderzahl. Je größer die Anzahl der leiblichen Geschwister war, umso höher fiel die Anzahl der Wunschkinder aus.

Im Rahmen einer repräsentativen Längsschnittuntersuchung der Universität Bamberg wurde der Kinderwunsch von Paaren im Bamberger-Ehepaar-Panel erfasst. Der erste Messzeitpunkt lag im Jahr 1988, zu dem 1528 kinderlose Erst-Ehepaare telefonisch mittels standardisierten Erhebungsinstruments befragt wurden. Im Abstand von jeweils zwei Jahren erfolgten weitere Messzeitpunkte. In einer abschließenden Auswertung wurden 2002 die Paare zu ihrem realisierten Kinderwunsch befragt. Bei etwa 70% der Paare hatte sich der Kinderwunsch gemäß ihren Vorstellungen erfüllt, bei 8% wurden mehr Kinder als zum Messzeitpunkt 1 angegeben geboren und bei 15 % lag die Familiengröße unter der zu Beginn der Ehe geäußerten Kinderwunschanzahl (vgl. Rost 2007, 83 ff).

Durch die europaweite, vergleichende Studie PPAS ('Population Policy Acceptance Study') wurde im Erhebungszeitraum Anfang bis Mitte 2003 die Einstellungen der Bevölkerung im demografischen Wandel untersucht. In der Forschungsstudie konnte ein besonders hoher Prozentsatz der freiwilligen Kinderlosigkeit bei deutschen Männern nachgewiesen werden. Auffallend häufig war dies bei jungen Männern zu beobachten (vgl. Rost 2007, 84). Im Vergleich der freiwilligen Kinderlosigkeit liegt der Anteil der Männer höher (36%) als der der Frauen (ca. 25%). Rost verweist in seinem Artikel zum Kinderwunsch von Vätern (2007, 80 ff) außerdem auf eine Studie der Robert-Bosch-Stiftung (Generations and Gender Survey 2005, Höhn et al. 2006) und der Bundeszentrale für gesundheitliche Aufklärung (Männer leben, Studie zu Lebensläufen und

Familienplanung 2001-2004, Helfferich et al. 2004), die einen ähnlichen Trend nachweisen.

Der Aspekt des Kinderwunsches versus freiwilliger Kinderlosigkeit gewinnt an Bedeutung, wenn 1.) weder Schwangerschaft noch Geburt so idealtypisch verlaufen wie in der elterlichen Vorstellung erwartet und 2.) mütterliche und väterliche Kinderwunschvorstellungen divergent sind. Auf den Bewältigungsprozess nach einer Frühgeburt haben diese individuellen Lebensvorstellungen einen erheblichen Einfluss. Tritt eine ungewollte Schwangerschaft auf, so geben die meisten Befragten an, sich die Bewältigung mit einer festen Partnerin vorstellen zu können (Zerle/Krok 2009, 124 f).

2.1.2 Gefühlserleben während der Schwangerschaft

Die Schwangerschaft und Geburt des ersten Kindes hat einen entscheidenden Einfluss auf die individuelle Lebensgestaltung und die Partnerschaftsentwicklung von Frau und Mann. Unter dem Begriff 'Übergang zur Elternschaft' wurde das Erleben, insbesondere nach der Geburt eines ersten Kindes zahlreich in der Psychologieforschung untersucht. Frühe Theorien beschreiben die Geburt als Krisensituation, die ungeahnte Herausforderungen an die Eltern stellen. Die Umschreibung der Geburt als "akzidentelle Krise" (ein von Brandstätter geprägter Begriff (1982, nach Vonderlin 1999, 16)), charakterisiert eine emotionale Belastung durch einen negativen Verlauf. In der klinischen Psychologie wird die Schwangerschaft, Geburt und Elternschaft als eine "primär für die Frau ungewohnte, durch emotionale Konflikte und Störungen gekennzeichnete Situation" (Vonderlin 1999, 16) beschrieben. Es wird deutlich, dass sich Untersuchungen zum Erleben während der Schwangerschaft fast ausschließlich auf das der werdenden Mutter beziehen. Vonderlin (1999, 16) kategorisiert die Studien in folgende Schwerpunktthemen:

- "erlebte intrapersonelle Konflikte im Zusammenhang mit der Erwünschtheit und Akzeptanz der vorliegenden Schwangerschaft",

- "negative Einstellungen zur Schwangerschaft, Erleben von emotionalem Stress und medizinischen Auffälligkeiten",
- "Schwangerschaft und Post-Partum-Depression".

Gloger-Tippelt benennt in ihrem Phasenmodell des Übergangs zur Elternschaft (1985, s.a. Kapitel 1.2) zwar häufig die Adaptationsleistung der zukünftigen Eltern, die meisten Anpassungsprozesse sind jedoch auf die Mutter bezogen. Das Erleben des zukünftigen Vaters während der Schwangerschaft wurde bisher von der psychoanalytischen Wissenschaft aufgegriffen und klassifiziert. Gambaroff umschrieb 1990 in ihrer Buchveröffentlichung 'Utopie der Treue' das konflikthafte Erleben der Schwangerschaft von Frau *und* Mann. Sie definiert verschiedene Aspekte, die sich auf unterschiedliche Phasen in der Schwangerschaft beziehen. Gambaroff bezieht sich bei der Entwicklung des Modells auf unbewusste Phantasien, die sie während der psychoanalytischen Behandlung erkannte. Da sie auf einem anderen Theoriehintergrund basieren, werden sie hier nicht näher betrachtet. Eine komprimierte Zusammenfassung gibt Lenkitsch-Gnädinger (2004, 32 ff). Hervorzuheben ist, dass demnach dem väterlichen Gefühlserleben während der Schwangerschaft in der psychoanalytischen Bearbeitung mehr Beachtung als in anderen Wissenschaften geschenkt wird.

Bindungstheoretische Betrachtungen weisen darauf hin, dass sich bereits vor dem Eintritt der Schwangerschaft präkonzeptionelle Bindungsstörungen manifestieren können. In einer bindungsbasierten Psychotherapiebehandlung beschreibt Brisch den Einfluss der Angst auf die Konzeption. Trotz eines bewusst geäußerten Kinderwunsches, kam die Schwangerschaft nicht zustande. Als Ursache wird eine übergroße Angst vor einer engen Bindung an ein phantasiertes Kind der potentiellen Mutter angenommen (Brisch 2009, 133 ff). Auch präpartale Bindungsstörungen sind bei werdenden Müttern bekannt. Im letzten Drittel der Schwangerschaft erfordern psychosomatische Prozesse einen Lösungs- und Trennungsprozess. Brisch spricht von einem bedeutenden Einfluss der Ängste von Schwangeren auf die bevorstehende Geburt, die u.U. zu einem erschwerten Abschluss der Schwangerschaft oder zu Geburtskomplikationen führen können (Brisch 2009, 142 ff). Es sind sowohl 1.) präkonzeptionelle und präpartale Einflüsse des werdenden Vaters auf den Schwangerschaftsverlauf als auch 2.) präkonzeptionelle und präpartale Einflüsse der Partnerin auf den werdenden Vater wenig untersucht. Dies sind Aspekte, die weiterer Forschung bedürfen. Postpartale Bindungsstörungen und ihre Auswirkungen auf die Psychodynamik der Familie sind in den letzten Jahren verstärkt untersucht und publiziert worden. Dieser Gesichtspunkt wird im Kapitel 2.4.1 (Einfluss des Vaters auf die psychosoziale Situation der Mutter) näher erläutert.

Das vorzeitige Ende bzw. der Verlust der Schwangerschaft wird von Müttern und Vätern unterschiedlich empfunden. Das Verlusterleben ist bei Müttern viel ausgeprägter und auf den aktuellen Zeitraum bezogen. Väter hingegen gestatten sich weitaus weniger emotionale Regungen. Ihre Sorge gilt dem gesundheitlichen Zustand von Mutter und Kind gleichermaßen. Besorgte Gedanken machen sich Väter stärker in Hinblick auf mittel- und langfristige Auswirkungen der Frühgeburt (vgl. Wieg 2010, 10).

Das Erleben und die Gefühle des Vaterwerdens waren Forschungsschwerpunkt in einer Teilstudie von Klose, die im Rahmen des gemeinsamen Forschungsprojektes der heilpädagogischen und medizinischen Fakultät an der Universität in Köln durchgeführt wurde. Als Kollektiv standen eine Gruppe von Vätern frühgeborener Kinder und eine Vätergruppe mit termingerecht geborenen Kindern zur Verfügung. In Bezug auf die Gefühlsreaktionen beim Bekanntwerden der Schwangerschaft konnten keine signifikanten Unterschiede festgestellt werden. Beide Gruppen gaben Stolz und ein gesteigertes Verantwortungsbewusstsein an. Erst kurz vor bzw. während der Geburt wurden differente Emotionen angegeben (vgl. Klose 2006, 137). Detailliertere Gefühlsbeschreibungen werden in der Publikation der Studie nicht weiter ausführt.

2.1.3 Vaterschaft durch reproduktionsmedizinische Maßnahmen

Die reproduktionsmedizinischen Maßnahmen reichen von hormonellen Gaben zur Unterstützung des weiblichen Zykluses bis zu invasiven Methoden der Befruchtung und Anzüchtung der Zygote außerhalb des Uteruses. Unter die üblichen reproduktionsmedizinischen Maßnahmen fallen:

- Hormonelle Stimulation zur Unterstützung des Eisprungs
- Insemination: Künstliches Einbringen des männlichen Samens in das weibliche Genitale
- In-Vitro-Fertilisation (IVF, wird seit 1980 praktiziert): Gilt als Standard der Sterilitätsbehandlung (Unfruchtbarkeitsbehandlung) und umfasst die extrakorporale (außerhalb der Gebärmutter stattfindende) Befruchtung unter Ultraschallkontrolle
- Intra-cytoplasmatische-Spermien-Injektion (ICSI, wird seit 1990 praktiziert): Spezielle Methode der In-Vitro-Fertilisation, bei der aus Ejakulat gewonnene Spermien mit einer Mikropipette direkt in das Cytoplasma der Eizelle extrakorporal injiziert werden und die Eizelle nach einigen Tagen in die Gebärmutter eingesetzt werden.

Je nach Ursache der Infertilität werden diese unterschiedlichen speziellen intra- oder extrakorporalen Verfahren der assistierten Reproduktion angewandt (vgl. z.B. Pschyrembel).

In den Nachsorge-Untersuchungen wird von den Eltern häufiger geäußert, dass sie sich nicht ausreichend über die Risiken einer Schwangerschaft durch künstliche Befruchtung aufgeklärt fühlen. Möglicherweise findet einerseits teilweise tatsächlich eine unzureichende Aufklärung statt, andererseits besteht die Möglichkeit, dass das in einem Aufklärungsgespräch geäußerte Risiko einer solchen Schwangerschaft von den Eltern, nicht wahrgenommen oder verdrängt wird. Im Fokus steht für viele Eltern die lang ersehnte Erfüllung des Kinderwunsches, ungeachtet der etwaigen Risiken. Einer Infertilitätsbehandlung geht in der Regel langwierige Diagnostik voraus wie beispielsweise invasive Eingriffe wie Bauch-/Eileiterspiegelungen, aber auch Intimität, Sexualität oder Masturbation nach Plan, die sich erheblich auf das Beziehungserleben der werdenden Eltern auswirken können.

Durch das Embryonenschutzgesetz unterliegt die künstliche Konzeption und Implantation in Deutschland besonderen Bestimmungen, die teilweise deutlich von denen anderer Länder abweichen. Es darf in Deutschland beispielsweise kein sogenannter Fetozid, also das selektive Abtöten von Feten[1] bei Mehrlingsschwangerschaften ohne eindeutige Indikation durchgeführt werden. Zu den Indikationen zählen in Deutschland:

- nachgewiesene Erkrankung eines Zwillings oder höhergradiger Mehrlinge (selektiver Fetozid) durch Pränataldiagnose (PND)
- medizinische Bedrohung der Mutter, z.B. durch eine Schwangerschaftsvergiftung (Präeklampsie), Funktionsstörungen von Herz oder Atmung, Thromboembolie
- Risiko einer postpartalen psychosozialen Belastung durch Versorgung und Betreuung nach einer sehr unreifen Frühgeburt
- unsichere Entwicklungsprognose bzgl. Behinderung, Lebenserwartung und Mortalität – auch in Hinblick auf eine Verlängerung der Schwangerschaft für die verbleibenden Feten (Diedrich et al. 2008).

Nach der Empfehlung der Bundesärztekammer sind bereits vor der Konzeption vorbeugende Maßnahmen durch die Reproduktionsmediziner zu treffen, die das Eintreten einer höhergradigen Schwangerschaft verhindern. In anderen Ländern Europas wie Spanien oder Tschechien oder im außereuropäischen Ausland wie in den USA sind derartige Praktiken durchaus üblich und juristisch legitimiert. Im Ausland werden aufgrund der Kenntnis, dass nicht jede implantierte befruchtete Eizelle zur Schwangerschaft führt, mehrere (häufig acht bis zwölf) Eizellen eingesetzt. Ist die Schwangerschaft zustande gekommen, wird mit dem Ein-

[1] Fetus: Bezeichnung für die Frucht im Mutterleib nach Abschluss der Organogenese im Anschluss an die Embryonalzeit (Embyogenese: Entwicklung des Embryoblasten zum Embryo, findet zwischen 16-60 Gestationstag statt. Fetogenese: sich an Embryogenese anschließende pränatale Entwicklung im Mutterleib (61. Gestationstag bis zum Eintritt der Geburt) (vgl. Pschyrembel).

verständnis der Eltern, ggf. die Zahl der Feten durch Fetozid reduziert, um die Risiken für die verbleibenden Feten und der Schwangeren zu verringern. Das ungeborene Leben wird in Deutschland unter besonderen Schutz gestellt und unterliegt strengen ethischen Vorgaben und Kontrollen. Außerdem ist es in Deutschland nicht möglich, Spendereizellen zu verwenden oder Leihmütter einzusetzen. Die donogene Samenzellspende (durch Dritte) unterliegt aufgrund des in Deutschland geltenden Grundrechts auf Kenntnis der Abstammung einer strengen Dokumentationspflicht (Diedrich 2008, 97).

Eltern mit einem ausgeprägten Kinderwunsch sind durchaus bereit, zusätzliche Strapazen durch reproduktionsmedizinische Behandlungen im Ausland auf sich zu nehmen. In der Abbildung 4 ist eine Übersicht über die gestatteten und nicht gestatteten Verfahren im europäischen Vergleich abgebildet (PID = Präimplantationsdiagnsotik).

Die Anzahl der ungewollt kinderlosen Paare steigt stetig und die ART-Rate (Assistent Reproduction Technology) hat sich seit 1997 verdreifacht (Bindt 2007, 51). Derzeit liegt sie in Europa bei 15% (Schmidt 2010). Bei Schwangerschaften, die durch Reproduktionsmedizin entstanden sind, treten im Vergleich mit Spontanschwangerschaften häufiger Fehl- oder Frühgeburten auf. Allerdings liegt die Ursache nicht in der Methode. In zwei Längsschnittuntersuchungen mit großen Kohorten ('ICSI-Follow-up-Studie I: 3372 Kinder (2005) und die norwegische Studie von Romundstad et al.: 2546 Kinder nach IVF bzw. ICSI (2008), Schmidt 2010) konnte nachgewiesen werden, dass nicht die Methode der assistierten Reproduktion zu einem erhöhten Fehlbildungsrisiko führt, vielmehr ist das Ausbleiben einer Spontankonzeption ein Anzeichen für Auffälligkeiten im Erbmaterial (Schmidt 2010). Im Vergleich mit spontan entstandenen Schwangerschaften ist das Fehlbildungsrisiko bei einer Schwangerschaft nach ICSI um den Faktor 1,24 erhöht. Die Frühgeborenenrate ist ebenfalls bei einer Schwangerschaftskonzeption nach ICSI um 23,7% erhöht versus 7,2% bei natürlicher Konzeption. Ebenso ist die Rate eines niedrigen Geburtsgewichtes bei einem Schwangerschaftszustand nach ICSI um 10,9% gegenüber 5,3% bei Spontanschwangerschaften erhöht (Schmidt 2010).

Land	Eizellspende	PID	Embryonenauswahl nach morphologischen Kriterien
Belgien	möglich	möglich	möglich
Dänemark	möglich	möglich	möglich
Deutschland	verboten	verboten	verboten
Frankreich	möglich	möglich	möglich
Großbritannien	möglich	möglich	möglich
Italien	verboten	verboten	verboten
Niederlande	möglich	möglich	möglich
Österreich	verboten	verboten	möglich
Spanien	möglich	möglich	möglich
Schweden	verboten	möglich	möglich
Schweiz	verboten	verboten	verboten
Tschechien	möglich	möglich	möglich

Abbildung 4: Übersicht über zulässige Verfahren in ausgewählten Ländern Europas (Diedrich et al. 2008, 50)

Aus psycho-emotionaler Sicht ist der Konzeption durch künstliche Maßnahmen häufig ein jahrelanger Leidensweg vorangegangen. Der ausgeprägte Kinderwunsch ist oft das beherrschende Thema der Partnerschaft. Als Folge dessen ist die Paarbeziehung häufig belastet, oft über den Zeitpunkt der Geburt hinaus:

> "Das IVF-Kind, lang herbeigesehnt und unter erheblichen somatischen und psychischen Belastungen empfangen, bleibt somit ein besonderes Kind [...]. Hypothetisch ist folglich davon auszugehen, dass die Übernahme der Elternrolle und die elterliche Anpassung an das Kind mit besonderen Bewältigungsaufgaben und etwa mit psychischen Risiken für beide Partner, für die Paarbeziehung und die Eltern-Kind-Beziehung verbunden sein könnten" (Bindt 2007, 53).

Bindt, Berger und Ohlsen führten von 1994 bis 2000 eine vom Bundesministerium für Bildung und Forschung (BMBF) in Auftrag gegebene Untersuchung zum Thema 'Elternschaft und kindliche Entwicklung nach durch IVF erfülltem Kinderwunsch' durch. Es wurden 46 Paare nach künstlicher Befruchtung mittels IVF, von der Schwangerschaft bis zum Erreichen des 4. Lebensjahres ihrer Kinder untersucht. Demgegenüber stand eine Kontrollgruppe von Paaren nach Spontankonzeption. Als Forschungsgrundlagen dienten semistrukturierte, tiefenpsychologisch fundierte Interviews. Inhaltliche Fragen bezogen sich auf die "eigene Familien- und Lebensgeschichte, die Entwicklung der Partnerschaft und des Kinderwunsches, das Erleben von Sterilität und Behandlung sowie der Übergang zur Elternschaft nach erfolgreich assistierter Fertilisation" (Bindt 2007, 54). Zu Studienbeginn betrug das Alter der Probanden zwischen 30 und 40 Jahren, sie waren zum Großteil deutscher Nationalität oder lebten seit langem in Deutschland und gehörten einer mittelständigen sozio-ökonomischen Schicht an. Die Paare hatten im Mittel seit 10,6 Jahren eine Beziehung, sie warteten durchschnittlich seit 5,5 Jahren auf die Schwangerschaft und die Dauer der Sterilitätsbehandlung dauerte im Mittelwert etwa 3,6 Jahre.

Obwohl das mediale Interesse zu Studienbeginn der Bindt-Studie über groteske reproduktionsmedizinische Praktiken im Ausland berichtete wie beispielsweise die Bereitstellung von Spermien für amerikanische Samenbanken herausragender Persönlichkeiten (Sportler, Wissenschaftler etc.), Geburten nach assistierten reproduktionsmedizinischen Techniken von postmenopausalen Müttern mit über 60 Lebensjahren und Befürwortung des Klonens, gaben die Paare der IVF-Stichprobe weder ethische Bedenken noch andere Formen der Zurückhaltung gegenüber reproduktionsmedizinischen Verfahren an. Vielmehr wurde ausdrücklich das "Vertrauen in die moderne Technik und die Integrität des behandelnden Arztes" (Bindt 2007, 55) unterstrichen. Die reproduktionsmedizinischen Prozeduren wurden nicht als Belastung dargestellt, jedoch stellten die organisatorischen Anforderungen (Fehlen am Arbeitsplatz aufgrund fixer Konzeptionstermine und Arzttermine) ein größeres Problem dar.

Ein bedeutender Einflussfaktor auf die Paarbeziehung ist die Kenntnis über die Ursache der Unfruchtbarkeit. Nicht selten besteht – unbewusst oder deutlich geäußert – eine Schuldzuweisung dem entsprechenden Lebenspartner gegenüber. Dies kann in einer Angst münden, den Lebenspartner zu verlieren, wenn nicht der sehnliche Wunsch nach einem leiblichen Kind erfüllt wird. In der Studie des BMBF (Bindt et al. 2007) wurde nur in Einzelfällen die Unfruchtbarkeit mit einer Schuldzuweisung an den Partner/ die Partnerin assoziiert. Dennoch waren sowohl die Männer als auch die Frauen der Stichprobe der Auffassung, dass die Fertilitätsstörung hauptsächlich auf weibliche Ursachen zurückzuführen seien, obwohl bei 50% der Männer Störungen der Fortpflanzungsfähigkeit bestanden. Bindt interpretiert dieses Phänomen in Anlehnung an weitere Untersuchungen (Miall 1986, Tennen et al. 1991 nach Bindt 2007, 56) als ausgeprägte Bereitschaft der Frauen "die Verantwortlichkeit für die ungewollte Kinderlosigkeit auf sich zu nehmen, dies ungeachtet der tatsächlichen medizinischen Gegebenheiten" (ebd.). Dies ist ein bedeutsamer Umstand, der einen erheblichen Einfluss auf die Paardynamik ausüben kann. Im Gespräch mit den männlichen Probanden der BMBF-Longitudinalstudie gaben sie ausdrücklich an, dass bei ihnen keine Selbstzweifel bestünden, obwohl bei 52% ein pathologisches Spermiogramm und bei 17% eine andrologische Infertilität vorlag (ebd., 57). Es scheint jedoch grundsätzlich eine unterschiedliche Ver- und Bearbeitung der Infertilität bei Frauen und Männern vorzuliegen. Möglicherweise reicht die Erklärung, dass Männer der Problematik weniger Beachtung schenken nicht als Kausalzusammenhang aus. Bindt ergänzt um einen interessanten Aspekt, nämlich, dass eine sehr empfindliche Haltung des Partners, eine Vermeidung von interpersonalen Spannungen und Schwierigkeiten auf Seiten der Partnerin hervorgerufen werden kann:

> "Unter der Prämisse einer verstärkten narzisstischen Kränkung bei subfertilen Männern ist es vorstellbar, dass die selbst fertilen Probandinnen durch die Übernahme der Verantwortung für die Paarsterilität ihre Partner unbewusst entlasten, dies auch, um ihrerseits Spannungen und Konflikte im Dienste der Stabilität der Partnerschaft zu minimieren" (Bindt 2007 57).

Die Fähigkeit zur Fortpflanzung wird viel zu häufig noch assoziiert mit sexueller Potenz, bzw. im Umkehrschluss als Wertverlust, der unbedingt vermieden werden muss (ebd.).

Kommt es zusätzlich noch zu einer Frühgeburt, kann das Gefühl des mütterlichen Versagens beträchtliche Ausmaße, bis hin zu psychischen Störungen oder Bindungsstörungen annehmen. Deshalb ist es bei der Betreuung und Begleitung von Eltern frühgeborener Kinder von wegweisender Bedeutung, nach den Umständen der Konzeption zu fragen. Dadurch kann ein besseres Verständnis und damit ein Ansatz zur Intervention und Unterstützung der Familiendynamik erreicht werden. Von gynäkologischer Seite ist ein sensibler und aufklärender Umgang wichtig, um bereits während der Schwangerschaft eine ungünstige Entwicklung in der Partnerschaft zu verhindern. Der Entstehung von sich unbewusst und unterschwellig entwickelnden Schuldgefühlen kann dadurch entgegengewirkt werden. Es ist jedoch nicht einfach, einen Zugang zu den zukünftigen Elternpaaren zu bekommen, um sie psychologisch zu unterstützen. Inzwischen ist in Deutschland nach erfolgreichem Schwangerschaftseintritt durch reproduktionsmedizinische Maßnahmen, gesetzlich ein psychologisches Beratungsangebot, angegliedert an die jeweiligen Zentren, gefordert. Dieses Angebot wird jedoch häufig von den Eltern abgelehnt. Als Gründe werden Ängste vor einer Destruktion des bestehenden Kinderwunsches genannt (vgl. Bindt 2007, 58).

Die Häufigkeit von Psychopathologien bei Paaren nach reproduktionsmedizinischen Maßnahmen liegen im Vergleich mit der Allgemeinbevölkerung zu gleichen Anteilen etwa bei 15-20% (Boivin et al. 2001, nach Bindt 2007, 60). Jedoch ist auffällig, dass häufig ein Fehlen oder eine Minderung von Anerkennung in der Herkunftsfamilie vorliegt. Das mangelnde Gefühl der Wertschätzung durch die eigenen Eltern, kann als Ausdruck "einer unaufgelösten Bindung an die Herkunftsfamilie und (...) einer verminderten intergenerationalen Abgrenzung" (Pines 1990, Tubert 1994, Frick-Bruder 1998, nach Bindt 2007, 61) interpretiert werden.

Angemerkt sei, dass es bei 8% der Paare nach einer Schwangerschaftskonzeption durch ICSI oder IVF zu einer natürlichen Schwangerschaft kommt (Schmidt 2010). Um eine fundiertere und langfristige Aussage zur Bindungs- und Beziehungsentwicklung von Familien nach reproduktionsmedizinischen Maßnahmen vornehmen zu können, fehlen auch meiner Ansicht nach "insbesondere detaillierte Verlaufsanalysen zu qualitativen Aspekten der Elternschaft und Beziehungsentwicklung nach IVF [...]" (Bindt 2007, 53).

2.2 Erleben der Vaterschaft während und nach einer Frühgeburt

Nachdem durch die gesellschafts- und sozialkritischen Bewegungen der Siebziger Jahre zunächst ein deutlicher Anstieg der Väteranwesenheit bei der Geburt zu beobachten war, ist die Bereitschaft von Vätern, die werdende Mutter zur Entbindung zu begleiten aktuell in Mitteleuropa erstaunlicherweise wieder etwas gesunken (vgl. Wöckel et al. 2008, 99). Diese Entwicklung wird in der Fachliteratur mit dem Gefühl der Väter erklärt, durch geringe aktive Teilnahme und Unterstützung, hilflos dem Leiden der werdenden Mutter zusehen zu müssen. Hilflosigkeit, Angst vor Komplikationen und die eingeschränkte Interventionsmöglichkeit sind die bedeutendsten Einflussfaktoren für den Rückzug der Väter aus dem Kreißsaal. Grundsätzlich ist der Anteil geburtsbegleitender Väter dennoch mit 90 % in westeuropäischen Ländern hoch (vgl. ebd. 2008, 100).

2.2.1 Vätererleben während der Geburt

Mitte der Siebziger Jahre des letzten Jahrhunderts wurden erste Untersuchungen zum psychischen Erleben während der Schwangerschaft und der Geburt durchgeführt. Der Fokus der Forschung richtete sich besonders auf folgende Themen: Anwesenheit des Vaters bei der Geburt, Auswirkungen des Geburtserlebens auf den frühen Vater-Kind-Kontakt sowie Auswirkungen auf die Paar- bzw. Eltern-Kind-Beziehung (vgl. Gärtner/ Heinen/ Wiemeyer 2006, 41).

Die wissenschaftliche Thematisierung des frühen Vater-Kind-Kontaktes und die Auswirkungen auf die kindliche Entwicklung haben ihren Ursprung in diesem Zeitraum. Heutzutage ist eher die Abwesenheit des Vaters während der Geburt ungewöhnlich. Die Teilnahme am Geburtsvorgang ist trotz eines leichten Rückgangs (s.o.) für die meisten Väter "nicht nur selbstverständlich, sondern auch gewollt" (ebd.). Werneck weist auf die Bedeutung der Anwesenheit des Vaters bei der Geburt hin (1998, nach Gärtner et al. 2006, 42). Die Anwesenheit habe prädiktiven Charakter auf das spätere Engagement des Vaters. Auch Wöckel et al. führen aus, dass eine "frühe Miteinbeziehung des Vaters in die Familiendynamik entscheidend zur Rollenfindung und zur Vater-Kind-Bindung beiträgt" (2008, 100). Durch einen frühen und ungestörten Kontakt kann der Bondingprozess günstig beeinflusst werden. In der Fachliteratur wird der Zeitraum, der ersten Stunden und Tage nach der Geburt als besonders wichtiger Zeitraum beschrieben. Pauls spricht von einer "'Prägungsphase', die die Qualität der Bindung mitbestimmt" (2008, 135).

Wöckel et al. (2008, 99 ff) forschten zu Einflüssen und Effekten von Vorbereitungskursbesuchen der Väter. Die Forschungsgruppe führte eine Befragung von 144 Paaren in Berlin durch. Auswahlkriterium und Voraussetzung der Paare war ein Zusammenleben seit mindestens einem Jahr, Erstgravidität und keinerlei Vorerfahrungen mit dem Kreißsaal. Es wurden 80 Männer nach ihren Befürchtungen vor der Geburt befragt. Folgende Einschätzungen und Empfindungen wurden ermittelt:

- Leiden der Partnerin ansehen müssen,
- Erfahrung von Ablehnung,
- Schwäche zeigen müssen,
- unzureichende Verarbeitung von Eindrücken,
- Gefühl der Inaktivität und Hilflosigkeit,
- Angst vor Kontrollverlust,
- abstoßende Empfindungen vor Gerüchen und Körperflüssigkeiten.

Der erste Aspekt (die Partnerin leiden zu sehen) wurde von allen Vätern angegeben. Diese Befürchtung bestätigte sich bei nur 15% (n=12) der Väter. Über die weiteren Häufigkeitsverteilungen wurden keine Angaben gemacht. Bei 35 Paaren kam es zu einer komplizierten Geburt. Ein werdender Vater verließ den Kreißsaal, als es unter der Geburt zu einem drohenden Kaiserschnitt bei Asphyxie (Sauerstoffmangel) kam. 20 der 35 Mütter empfanden retrospektiv die Anwesenheit der Väter als angemessene Unterstützung. Die Studie umfasste weder ausdrücklich Paare bei denen ein erhöhtes Risiko für eine Frühgeburt vorlag, noch ausschließlich Paare bei denen es zu einer Frühgeburt gekommen ist. Außerdem blieben ethnische und kulturelle Aspekte unberücksichtigt. Vätern frühgeborener Kinder können aufgrund der zu früh stattfindenden Geburt i.d.R. keinen Vorbereitungskurs besuchen, bzw. vollständig abschließen. Aufgrund dessen sind keine vergleichenden Aussagen möglich.

Für Eltern frühgeborener Kinder beginnt der gemeinsame Start ins Leben meistens nicht familienzentriert, sondern mit einer Trennung der Familienmitglieder. Dennoch besteht im Vergleich mit reifgeborenen Kindern auch bei frühgeborenen Kindern und ihren Vätern ein früher visueller und taktiler Kontakt, obgleich dieser in selteneren Fällen direkt bei der Geburt stattfindet, sondern kurze Zeit später (s. Abb. 5/6).

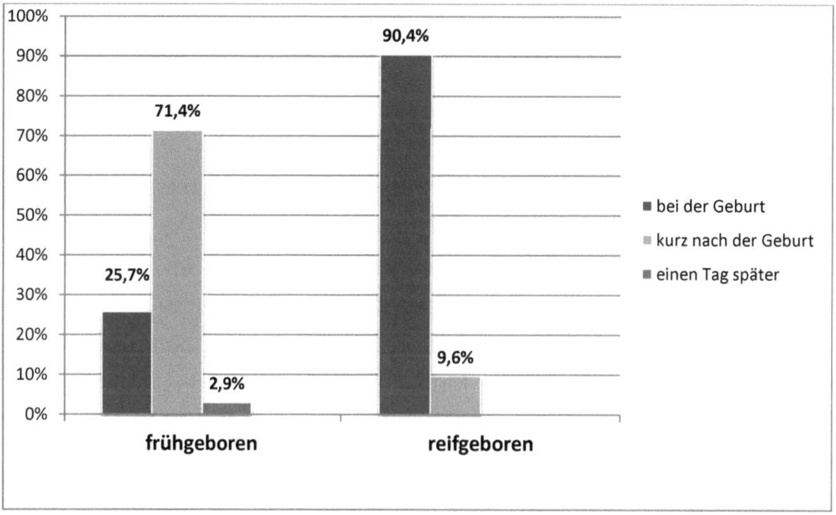

Abbildung 5: Zeitpunkt des ersten visuellen Kontaktes zwischen Vater und frühgeborenem Kind (Klose 2006, 142)

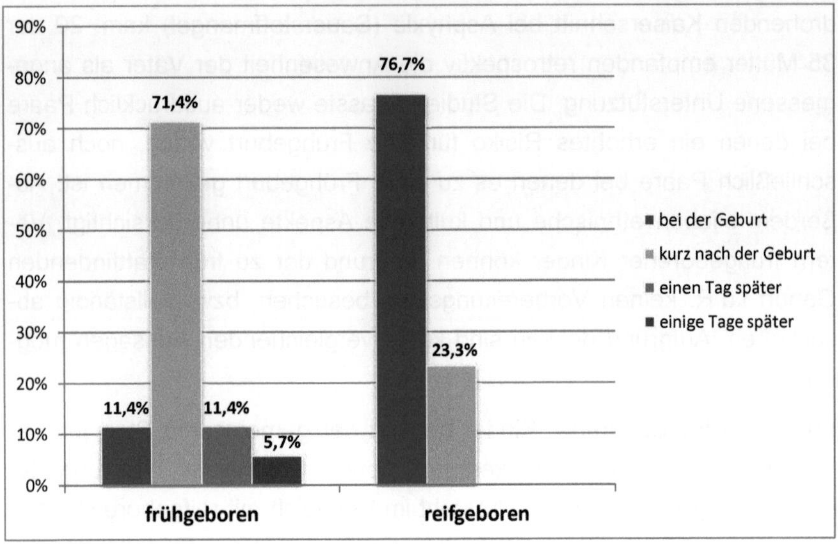

Abbildung 6: Zeitpunkt des ersten taktilen Kontaktes zwischen Vater und frühgeborenem Kind (Klose 2006, 143)

Eine Trennung des werdenden Elternpaares Frühgeborener findet häufig bereits vor der Geburt statt, da die Geburt des gemeinsamen Kindes nicht im Kreißsaal durch einen Spontanpartus, sondern im Operationssaal durch einen Kaiserschnitt geschieht. Nicht immer – aber häufig besteht kein Zutritt für die werdenden Väter in den Operationsaal. Bei einer Mehrzahl erfolgte in der Kölner Teilstudie von Klose (2006, 137) die Geburt unerwartet durch einen Notkaiserschnitt (51,43%). Im Vergleich mit der Kontrollgruppe (termingerecht geborene Kinder), wurde in nur 1,37% der Fälle ein Notkaiserschnitt durchgeführt. Aufgrund der teilweise lebensbedrohlichen Situation für Mutter und Kind oder des nicht vorhersehbaren Geburtszeitpunktes, konnte der Vater häufig nicht bei der Entbindung des Kindes anwesend sein. Erstaunlicher ist, dass in der Kölner Pilotstudie 63,6% der Väter das Geburtserlebnis als 'aufregend' oder 'sehr schön' (54,5%) bezeichneten. Allerdings ist die absolute Zahl der Väter in den einzelnen Gruppen gering und beträgt '7' ('aufregend'), bzw. '6' ('sehr schön'). Bemerkenswert ist auch, dass das Geburtserleben von keinem Vater eines frühgeborenen Kindes als 'unangenehm' bezeichnet wurde, hingegen 2,8% der Kontrollgruppe das Geburtserleben mit der Bezeichnung 'unangenehm' umschrieben:

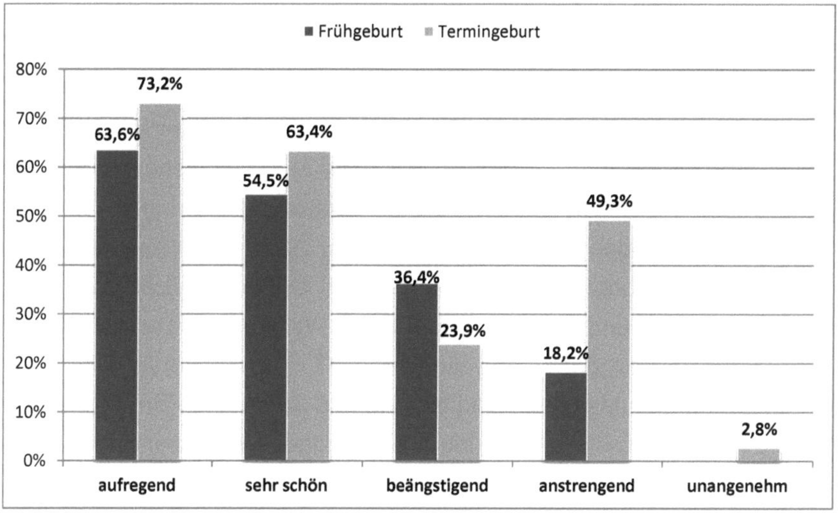

Abbildung 7: Väterliche Empfindungen bei Geburt (Klose 2006, 139)

In diese Auswertung wurden nicht die Väter einbezogen, die von der werdenden Mutter aufgrund von auftretenden Komplikationen getrennt wurden und den Geburtsprozess nicht unmittelbar miterleben konnten. Vermutlich wäre unter Einbeziehung solcher Väter, das Ergebnis in der negativ besetzten Kategorie ('beängstigend', 'anstrengend', 'unangenehm') höher ausgefallen.

Demgegenüber stehen Untersuchungen von Studer (2011) und Gensel (2010). Studer forschte in ihrer Masterarbeit in Bezug auf die Vater-Kind-Interaktion bei Frühgeborenen im Vergleich zur Mutter-Kind-Interaktion und auch im Vergleich zur Vater-Kind-Interaktion bei Termingeborenen. In dieser Untersuchung erlebten die Väter Frühgeborener die Geburt signifikant stressvoller als Väter Termingeborener (Studer 2011, 57). Kausal bringt Studer diesen Aspekt mit der durch eine Frühgeburt bedingten Gefahr für Mutter und Kind in Zusammenhang. Gensel untersuchte eine Gruppe von Vätern Frühgeborener und Termingeborener im Kontext väterlicher psychischer Belastung nach extremer Frühgeburt.

Sie führte im Rahmen ihrer Dissertation eine prospektive, multizentrische, nicht-randomisierte Beobachtungsstudie mit Messwiederholung durch (Gensel 2010, 16). Die Studie ist ein Teilprojekt der 'Hamburger Früh- und Reifgeborenen Entwicklungsstudie' und wurde an drei Hamburger Neonatologischen Zentren im Zeitraum 2006-2009 erhoben. Zu diesem Zweck wurden Väter an zwei Messzeitpunkten (vier Wochen und sechs Monate postpartal) befragt, mit dem Ziel, väterliche psychische Belastungen (z.B. posttraumatischen Belastungsstörungen (PTBS) Angststörungen oder Anpassungsstörungen) zu erfassen (Gensel 2010, 16). Die frühgeborenen Kinder wiesen ein Geburtsgewicht von unter 1500 Gramm auf und wurden vor der 32. SSW geboren. Die reifgeborenen Kinder wurden nach der vollendeten 37. SSW geboren. Die Väter waren zum ersten Messzeitpunkt im Mittel 36 Jahre alt (Väter Frühgeborener zwischen 20-63 Jahren und Väter Reifgeborener zwischen 23-58 Jahren). 67 Prozent der Väter Frühgeborener und 70 Prozent der Väter Reifgeborener waren zum ersten Erhebungszeitpunkt verheiratet. Nur ein geringer Anteil war zu diesem Erhebungszeitraum geschieden oder lebte getrennt von der Partnerin. Eine Signifikanz zeigte sich im Vergleich mit dem Merkmal 'Bildung'. Im Vergleich wiesen die Väter frühgeborener Kinder ein geringes Schulbildungsniveau auf (Gensel 2010, 31). Hinsichtlich sozialer Unterstützung ließen sich keine signifikanten Unterschiede zwischen den Untersuchungsgruppen nachweisen (Gensel 2010, 32).

Zum ersten Erhebungszeitpunkt, konnten 202 Väter befragt werden. Bezogen auf das väterliche Empfinden bei Geburt konnten 172 Aussagen verwendet werden. Es ergab sich folgende Einschätzung der Väter zum Belastungsempfinden nach der Geburt (Abbildung 8).

Anhand dieser Darstellung bildet sich ab, dass die Belastung auf Seiten der Väter frühgeborener Kinder deutlich höher empfunden wird, als bei Vätern reifgeborener Kinder. Gensel gelang es, ein höchst signifikantes Belastungsempfinden der beiden Untersuchungsgruppen nachzuweisen (Gensel 2010, 36). In der prozentualen Ausprägung zeigte sich, dass

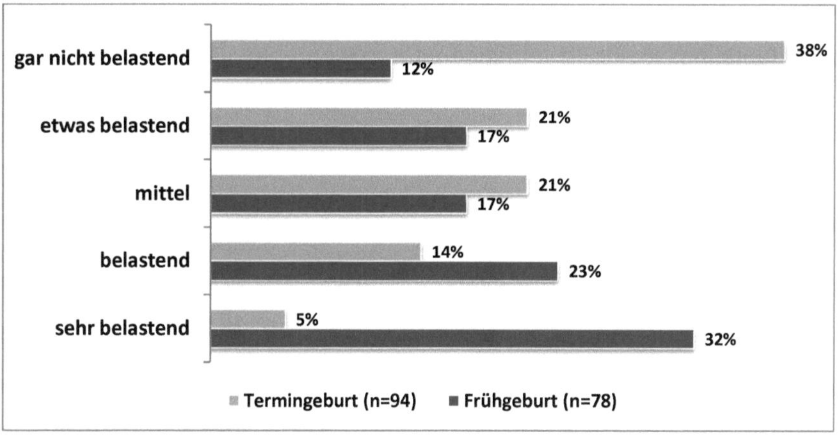

Abbildung 8: Vergleich des väterlichen Belastungsempfinden bei der Geburt (Gensel 2010, 37)

Väter Frühgeborener zu 32 Prozent die Geburt als 'sehr belastend' empfunden haben und 23 Prozent als 'belastend'. Als gar nicht belastend haben Väter Frühgeborener die Geburt lediglich zu 12 Prozent empfunden. Im Vergleich dazu, haben nur 5 Prozent der Väter Reifgeborener die Geburt als 'sehr belastend' empfunden, bzw. 14 Prozent als 'belastend'. Als gar nicht belastend 38 Prozent. Dieser Wert stellt in dieser Auswertung die größte Ausprägung dar. Im weiteren Verlauf der Studie konnte trotz höchster Signifikanz des Belastungsempfinden von Vätern Frühgeborener, eine Abnahme des Belastungsempfinden beobachtet werden und lässt den Schluss auf eine ausgeprägtere Adaptationsfähigkeit der Väter Frühgeborener zu (Gensel 2010, 37).

2.2.2 Möglichkeiten der Unterstützung im Geburtsprozess aus Sicht der Väter

Aufgrund der Natürlichkeit der Geburtsmodalitäten sind die Möglichkeiten des Interagierens und Begleitens im Geburtsprozess für Väter termingerecht geborener Kinder größer als das der Väter bei einer Frühgeburt. In der o.g. Kölner Pilotstudie (Teilstudie von Klose) bestanden die Unterstützungsformen der Mütter durch die Väter bei einer Frühgeburt primär in einer verbalen und emotionalen Unterstützung, während das Handlungsspektrum termingerecht gewordener Väter neben verbalen und emotionalen Formen auch in praktische Handlungen umgesetzt werden konnten.

	Väter frühgeborener Kinder		Väter termingerecht geborener Kinder	
seelischer Beistand	80%	n=8	77,2%	n=44
Mut zusprechen	60%	n=6	28,1%	n=16
Unterhaltung/Ablenkung	30%	n=3	21,1%	n=12
Unterstützung der Hebamme			14,3%	n=9
Unterstützung des Arztes			3,2%	n=2

Abbildung 9: Unterstützungsmaßnahmen von Vätern frühgeborener und termingerecht geborener Kinder (vgl. Klose 2006, 139 f)

Abb. 9 veranschaulicht tabellarisch die Ergebnisse der Väterbefragung. Die aktiven Unterstützungsmaßnahmen der Hebammen und Ärzte durch Väter termingerecht Geborener bestand im Anreichen von Instrumenten (15,8%/ n=9), beim Anlegen von Infusionen (1,8%/ n=1) und im Wechsel der Wäsche (1,8%/ n=1). Offen bleibt, auf welche Grundgesamtheit sich jeweils die prozentualen Angaben beziehen. Vermutlich setzen sich die Anteile aufgrund von Mehrfachantworten der Befragten zusammen. Die Unterstützung durch Hebammen oder ärztliches Personal wurde bei Frühgeborenen offensichtlich nicht erfasst oder spielten keine entscheidende Rolle.

Durch praktisches Umsetzen in Handlung wird das Gefühl einer aktiven Unterstützung empfunden. In der zitierten Studie wird das väterliche Fürsorgeverhalten des Vaters gegenüber der Mutter bei einer Frühgeburt als Kompensationsprozess der mütterlichen Angstbelastung gedeutet. Dass der Vater versucht, die mütterliche Angst zu reduzieren und seiner Partnerin beistehen möchte, ist durchaus plausibel. Bei der Interpretation der Daten ist jedoch Vorsicht geboten. Der höhere Prozentsatz der frühgewordenen Väter in der Kategorie 'seelischer Beistand' mit 80% gegenüber den Vätern termingerecht Geborener mit 77,2% unterscheidet sich erheblich in der Stichprobengröße. Die absolute Zahl in der Vätergruppe Frühgeborener beträgt n=8 bei einer Gesamtstichprobengröße von N=9. Die Vätergruppe der termingerecht Geborenen beträgt absolut N=64 und in der Kategorie 'seelischer Beistand' n=44. Somit liegt eine erhebliche Differenz der Stichprobengröße vor, welche eine Vergleichbarkeit erschwert. Bei der Beantwortung der Fragen waren vermutlich außerdem Mehrfachantworten möglich und könnten zu einer Verzerrung der Daten geführt haben.

In der Teilstudie von Klose (Kölner Pilotprojekt) wurden väterliche Emotionen gegenüber ihrer Partnerin bei der Geburt untersucht. Dazu wurden 78 frühgewordene Väter befragt. Ähnlich wie in der Studie von Wöckel et al. (2008) zum Einfluss geburtsvorbereitender Maßnahmen (80 Väter, zum Großteil termingerecht geborener Kinder, s.o.), gelten die überlagernden Gefühle der werdenden Mutter. Bei der Väterbefragung spiegeln sich diese Empfindungen in Aussagen wie 'Mitgefühl' wider. Außerdem wurden noch Mitleid und Hilflosigkeit sowie partnerschaftliche Empfindungen wie Verbundenheit, Zuneigung und Liebe genannt (Klose 2006, 140).

Gärtner et al. (2006) verweisen auf Forschungsstudien, die einen signifikanten Unterschied zwischen Vätern, die vorbereitet bzw. nicht vorbereitet auf das Geburtsgeschehen treffen, untersuchten (Laucht 2003, Nickel 2002, Petzold 1994, nach Gärtner et al. 2006, 42). Durch eine Vorbereitung wie beispielsweise durch einen entsprechenden Kurs, würden Väter mehr Sicherheit in der Geburtssituation erleben. Allerdings beziehen sich diese Publikationen nicht explizit auf Väter frühgeborener Kinder. Eine Vorbereitung, z.B. durch ein pränatales Aufklärungsgespräch kann sicherlich die emotionale Einstellung auf die bevorstehende Geburt erleichtern, dennoch stellt die frühe Geburt eines Kindes ein unerwartetes, häufig als traumatisierend empfundenes Ereignis dar. Im selben Artikel von Gärtner et al. wird auf unterschiedliche Studienergebnisse der emotionalen Befindlichkeit von Müttern und Vätern während der Geburt verwiesen. Nach Petzold (1994) bestätige sich eine stabilere emotionale Befindlichkeit von Vätern kurz vor und nach der Geburt. Studien von Richter/Verlinden (2000) und Fthenakis (1985) wiesen nach, dass Mütter besser mit unerwarteten Belastungen während des Geburtsvorganges umgehen konnten.

Aber auch diese Studien beziehen sich nicht auf frühgeborene Kinder und können nur eingeschränkt zur Argumentation im Kontext von Frühgeburten herangezogen werden. Ebenfalls unberücksichtigt bleiben die hohen individuellen Einflussfaktoren wie psychosoziale Belastungsfaktoren und gesundheitliche und biografische Voraussetzungen der Eltern.

Eine Neonatologin, die langjährig auf einer Neugeborenen-Intensivstation arbeitete und häufig den ersten Kontakt zu Vätern frühgeborener Kinder hatte, beschreibt, dass die Väter auf sie wie paralysiert wirkten (aus einem persönlichem Gespräch, April 2010). Diese Einschätzung ist kongruent mit den persönlichen Erfahrungsberichten von Vätern frühgeborener Kinder. In der Veröffentlichung 'Frühgeburt – Angst und Hoffnung' beschreibt ein Vater seine autobiografischen Erfahrungen um die Frühgeburten seiner beiden Kinder. Das ältere von beiden starb. Einleitend schildert er seine Gefühle:

> "Zuerst war man hilflos, dann kam der Schock und danach setzte die Angst ein... [...] [Diese Geschichte] soll all denen helfen, die Ähnliches erlebt haben. Die in eine Situation kommen, an die man nicht denkt. Niemals!!!" (Elsner 2002, 3).

Mit diesem Zitat werden die Ohnmachtsgefühle der Beteiligten deutlich. Häufig ist für die Mütter ein bewusstes Erleben der Geburt aufgrund einer Sectio in Narkose nicht möglich. Die Väter hingegen erleben oft, dass ihr frühgeborenes Baby zunächst notfallmäßig und intensivmedizinisch vor Ort versorgt wird. Aufgrund der nötigen Eile, um eine Stabilisierung der kindlichen Lebensfunktionen zu erreichen, herrscht eine angespannte und u.U. hektische Atmosphäre. Sobald die lebenserhaltende Erstversorgung des Kindes durchgeführt wurde, wird eine Verlegung auf die neonatologische Intensivstation veranlasst. Den Vätern bleibt oft nur, dem Ärzte- und Schwesternteam samt ihren Neugeborenen mit angsterfülltem Blick und Gefühlen von Unsicherheit, Hilflosigkeit, Überforderung und Sorge nachzuschauen.

2.2.3 Verhalten und Erleben von Vätern auf der neonatologischen Intensivstation

Durch die Trennung von Mutter und Kind, aufgrund der kindlichen - gehäuft auch mütterlichen - stationären Behandlung, bildet der Vater das Bindeglied zwischen Mutter und neugeborenem Kind. Im Gegensatz zu Mutter und Kind ist er mobil und kann durch seine Besuche beim Kind, die Mutter an seinen Erfahrungen und Eindrücken teilhaben lassen. Dies betrifft besonders die ersten Tage, aufgrund der eingeschränkten mütterlichen Mobilität oder Transportfähigkeit. Deshalb ist es oft der Vater, der in den ersten Lebenstagen mehr Zeit mit dem frühgeborenen Kind, im Vergleich zur Mutter, verbringt.

In der Teilstudie von Klose (2006, 136 ff, Kölner Pilotstudie) wurde untersucht, ob es unterschiedliche väterliche Besuchszeiten im Vergleich zwischen Vätern frühgeborener Kinder und Vätern termingerecht geborener Kinder gibt (n=71). Erstaunlicherweise waren die Väter Frühgeborener für ihre Kinder weniger verfügbar. An Werktagen betrug der Mittelwert in der Gruppe der Väter frühgeborener Kinder 3,33 Stunden, an den Wochenendtagen im Mittel 5,33 Stunden. Väter termingerecht Geborener verbrachten durchschnittlich 8,51 Stunden an den Werktagen bei ihren Kindern, an Wochenendtagen betrug der Mittelwert 10,37 Stunden. Obwohl die Besuchszeiten der Väter frühgeborener Kinder im Mittelwert deutlich unter denen der Kontrollgruppe lagen, gaben beide Erhebungsgruppen an, die gemeinsame Zeit als ausreichend zu empfinden. Als Ursache für die kürzere tägliche Verfügbarkeit der Väter Frühgeborener, wird der länger dauernde Klinikaufenthalt aufgeführt. Durch den längeren stationären Aufenthalt, sei es vielen Vätern nicht möglich, eine längere Abwesenheit aus dem Berufsleben einzurichten. Langfristig kann dies im Hinblick auf die Gesamtdauer des Klinikaufenthaltes eine plausible Erklärung darstellen. Die Befragung zur zeitlichen Verfügbarkeit bezog sich jedoch explizit auf die ersten Lebenstage. Unter diesem Blickwinkel scheint es mir viel wahrscheinlicher, dass die Väter aufgrund der überraschend erfolgten Geburt, die Beurlaubung für einen späteren Zeitpunkt anstrebten. Außerdem ist es bei einer verfrühten Geburt nötig, neben den entsprechenden Formalitäten, die Babyausrüstung zu komplettieren. Häufig ist dies bis zur Frühgeburt nicht vollständig erfolgt. Auch kann es weitere ältere Geschwisterkinder des Frühgeborenen geben, deren Betreuung durch einen Elternteil gewährleistet sein muss. Der wichtigste Aspekt jedoch erscheint mir, dass die Väter eben nicht ausschließlich Zeit mit dem Kind oder idealerweise zu Dritt verbringen, sondern, dass der Vater auch mit der Mutter eine intensive Zeit verbringt. Ihr gilt häufig neben dem Kind seine Sorge und er vermittelt und übermittelt neueste Informationen über Gesundheitszustand und weitere Beobachtungen zum gemeinsamen Kind.

In der gleichnamigen Studie (Väterliches Erleben und Handeln bei der Geburt) wurde außerdem untersucht, welche Aufgaben die Väter Frühgeborener und die Väter der Kontrollgruppe als wichtigste kategorisierten. Als Antwortmöglichkeiten konnte zwischen den folgenden Items unterschieden werden:

- Beziehung zum Kind aufbauen,
- Beschäftigung mit dem Kind,
- Pflege durchführen,
- Formalitäten,
- Zuhause herrichten (vgl. Klose 2006, 145).

Unter 'Beschäftigung mit dem Kind' ist hauptsächlich Pflege und Versorgung gemeint, da in den ersten Lebenstagen ein längerer Aufenthalt außerhalb des Inkubators für Frühgeborene nicht möglich ist.

In der Abbildung 10 ist die Verteilung der als am wichtigsten eingeschätzten Aufgaben der beiden Untersuchungsgruppen abzulesen (Väter Frühgeborener: n=32, Kontrollgruppe: n=66). Die prozentualen Ausprägungen beziehen sich jeweils auf die Untersuchungsgruppe 'Väter Frühgeborener' bzw. 'Kontrollgruppe'. Die Untersuchungsgruppe der Väter termingerecht Geborener ist jedoch mit mehr als doppelt so viel deutlich größer (66 versus 32). Diese Konstellation erschwert meines Erachtens die Vergleichbarkeit beider Gruppen miteinander. In der Tendenz kann anhand der graphischen Darstellung interpretiert werden, dass für Väter termingerecht geborener Kinder, die Aufgabe eine Beziehung zum Kind aufzubauen den höchsten Stellenwert einnimmt.

Bei Vätern frühgeborener Kinder liegt die höchste Ausprägung in der Aufgabe, die Pflege durchzuführen. In allen Bereichen überwiegt der Anteil der Väter-Kontrollgruppe, außer im Merkmalsbereich 'Beschäftigung mit dem Kind'. In diesem Auswertungsmodus fällt die prozentuale Verteilung der Väter Frühgeborener höher aus. Möglicherweise besteht ein kausaler Zusammenhang, da andere Merkmale aufgrund der lebensbedrohlichen Situation einen zweitrangigen Stellenwert einnehmen. Es bleibt zu erwähnen, dass die Ergebnisse im Rahmen einer Pilotstudie erhoben wurden und damit einen orientierenden, aber keinen verallgemeinernden Anspruch erheben.

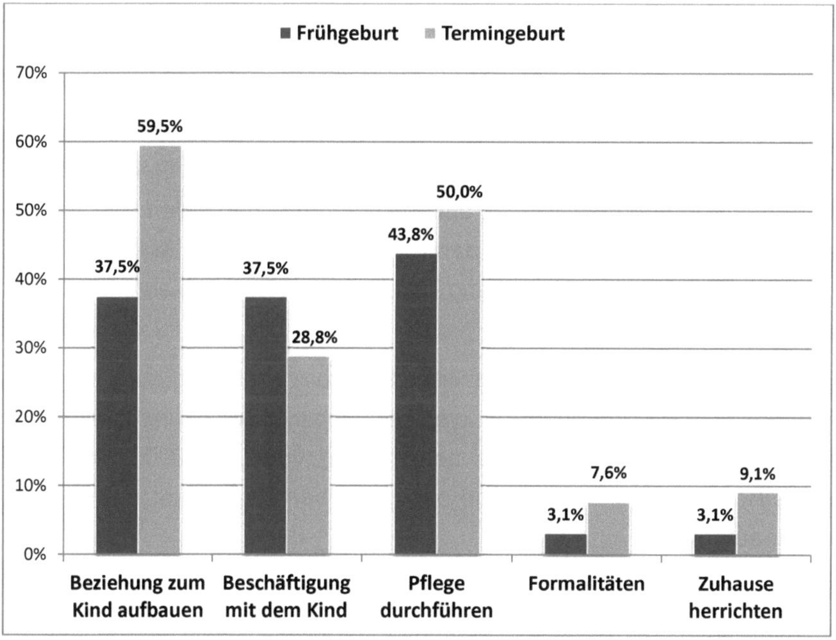

Abbildung 10: Wichtigste Aufgaben in den ersten Lebenstagen aus Sicht der Väter (Klose 2006, 145)

Wenn Beschäftigung mit Pflege und Füttern gleichzusetzen ist, lässt sich eine weitere Erklärung aufgrund der besonderen Ernährungssituation Frühgeborener finden. Im Gegensatz zu Reifgeborenen werden Frühgeborene seltener von Beginn an gestillt. Selbst wenn die Mutter in der glücklichen Lage ist, die Muttermilch an das Kind geben zu dürfen, so wird ein frühgeborenes Kind in der Regel in den ersten Lebenstagen nicht an der Brust trinken, um ihm keine weiteren Anstrengungen zuzumuten. Wenn möglich wird die Muttermilch abgepumpt und per Flasche gefüttert oder per Sonde verabreicht. Dieser Umstand bringt Väter in die Lage, in den ersten Lebenstagen an der Versorgung der Kinder durch Füttern oder Sondieren teilhaben zu können. Anteilig tritt dies häufiger auf als bei termingerecht Geborenen, wo die Mutter die Muttermilch direkt durch Stillen an der Brust dem Kind anbieten kann.

Bei beiden Untersuchungsgruppen fiel auf, dass die Väter zu einem hohen Anteil, die erste Lebensphase ihrer Kinder detailliert dokumentierten (100% der frühgewordenen Väter, 94,5% der Väter Reifgeborener, vgl. Klose 2006, 147). Im digitalen Zeitalter überrascht diese Beobachtung nicht besonders. Im beruflichen Alltag habe ich es häufig erlebt, dass eine eigene Homepage für das frühgeborene Kind eingerichtet wurde, damit alle Verwandten und Freunde regelmäßig, oft täglich, über die weitere Entwicklung des Kindes unterrichtet werden konnten. Eine mir durch die Frühgeborenen-Nachsorge bekannte Familie hat zudem die Homepage mehrsprachig gestalten, damit auch Freunde und Bekannte rund um den Globus, den Werdegang, auch nach dem Klinikaufenthalt hinaus, verfolgen konnten.

Trotz einer geringeren Kontaktzeit von Vätern Frühgeborener zu ihren Kindern, wurde keine auffällige, weniger intensive Beziehung zueinander im Vergleich zur Kontrollgruppe beschrieben (vgl. Klose 2006, 147). Wie diese Beobachtung erhoben und nachgewiesen werden konnte, ist nicht näher aufgeführt.

Um die Situation der Väter frühgeborener Kinder auf der Neugeborenenintensivstation näher zu beleuchten, untersuchte Pauls (2008, 135 ff) mittels einer Befragung sowohl die Väter als auch das Klinikpersonal. Die Erhebung fand weder unter standardisierten noch wissenschaftlich systematisierten Bedingungen statt, gestattet jedoch einen Einblick in die jeweiligen Erfahrungen und Beobachtungen. Die Station hatte 16 Betten, vier Beatmungsplätze und versorgte Frühgeborene, die nach der 29. SSW geboren wurden. Somit gehören diese Kinder nicht in die sogenannte Gruppe der extremen Frühgeborenen, jedoch wird in der aktuellen Diskussion der Fokus verstärkt auf die Patientengruppe der 'späten Frühgeborenen' gelenkt, da sie als zu wenig beachtet, aber vulnerabel beurteilt wird (vgl. z.B. Möller 2009; Lenzen-Schulte 2010). In der internationalen Nomenklatur werden die Kinder, die zwischen der 33.-37. SSW geboren wurden als late preterm infants (LPI) bezeichnet und haben mehr mit den Frühgeborenen als mit den reifen, termingerecht geborenen Kindern gemein (vgl. Lentzen-Schulte 2010, 8).

Die wesentlichen Aspekte zur väterlichen Situation auf der Neogeborenen-Intensivstation sind nachfolgend zusammengefasst.

Väterliche Situation aus Sicht der Ärzte und Schwestern:

- Durch Arbeitsverpflichtungen und Betreuung von älteren Geschwisterkindern ist die regelmäßige Besuchszeit auf der Station häufig eingeschränkt.
- Im Vergleich zu den Müttern, erscheinen Väter zurückhaltender gegenüber Angeboten, sich aktiv um ihr Kind zu kümmern. Es ist bei Vätern bspw. mehr Überzeugungsarbeit nötig, um sie für die Känguru-Methode zu gewinnen.
- Der Vertrauensaufbau gelingt bei Müttern leichter, Väter erscheinen skeptischer.
- Väter sind interessierter an technischen Details.
- Besonders bei Abwesenheit der Mütter, z.B. nach Sectio oder anderen Geburtskomplikationen, besteht ein hohes Interesse an Informationen.

- Dem Klinikpersonal gegenüber wurden von Vätern Gefühle wie Angst, Unbehagen und Bedrohung geäußert.
- Väter nehmen Müttern öfter ihre Ängste.
- Väter sind ein wichtiges Bindeglied, wenn Mütter selbst noch medizinischer Betreuung bedürfen. Für die Mütter ist es dann oft schwerer, da der Vater bereits souveräner und vertrauter mit der neuen Situation umgeht.
- Traditionelle und kulturelle Hintergründe mit festgelegtem Rollenverständnis erschweren teilweise die mütterliche Situation. Durch Forderungen des Vaters wie Drängen auf rasche Entlassung der Mutter, Versorgung des älteren Geschwisterkindes durch die Mutter, Untersagung von Roomin-In oder kliniknaher Unterkunftsmöglichkeit (z.B. Elternhaus), verhindert ein intensives Einbinden der Mutter in Pflege und Versorgung.

Die väterliche Einschätzung zu erfassen, wurde als schwieriger beschrieben, da gehäuft allgemeine und wenig spezifische Empfindungen geäußert wurden. Es wurde gemutmaßt, dass die Erfassung des väterlichen Standpunktes möglicherweise als zu konstruiert aufgefasst wurde, dass "die Rolle gar nicht bewusst reflektiert oder das Thema einfach zu intim erlebt [wurde]" (Pauls 2008, 137). Insgesamt konnten jedoch vielschichtige Empfindungen herausgearbeitet werden.

Väterliche Situation aus Sicht der Väter:

- Der Bedarf an ausführlicher Einweisung und Informationsweiterleitung zu Stationsablauf, laufenden Maßnahmen und der aktuellen Situation ist hoch. Bemerkenswerterweise wird dies von Pauls als "Spielregeln" (2008, 137) zitiert, welches eher dem sportlich-technischen Sprachgebrauch entlehnt ist, möglicherweise in der Absicht, die Väter mittels dieses linguistischen Stilmittels besser zu erreichen (s.a. BZgA-Broschüre 'Beifahrer').
- Bei drohender Frühgeburt wurde die vorangegangene Besichtigung der Station als "wertvolle Vorbereitung" (ebd.) empfunden.

- Väter wünschen sich mehr Rückzugsmöglichkeiten mit dem Kind. Die Empfindungen der mangelnden Ungestörtheit wurden mit Umschreibungen wie sich selbst oder andere als Störfaktor zu empfinden bis hin zur Peinlichkeit geäußert.
- Zum Zeitpunkt als die vormals gesundheitlich beeinträchtigten Mütter aktiver wurden, traten die Väter in den Hintergrund. Die Väter beschrieben zuvor sowohl das eigene Verhalten als antriebsstärker als auch die aktive Einbeziehung durch andere.
- Fragen, die die Väter stellten, wurden eher den Müttern beantwortet.
- Die Anleitung zu praktischen Handlungen wurde als "Weg zur Normalität" (2008, 138) erlebt.
- Väter erlebten in alltäglichen Details auf der Station eine unbewusste Ausgrenzung der Väter, z.B. durch Hinweisschilder wie 'Wasser für Mütter'.
- Väter wünschen sich mehr Zeit auf der Station verbringen zu können.
- Wenn die Mütter Schuldgefühle bedrückten, erlebten sich die Väter als therapeutenähnliche Unterstützung der Mütter.
- Väter wünschten sich einheitliche und nicht diskrepante Aussagen des Klinikpersonals. Dieser Wunsch trifft vermutlich auch auf die Mütter zu und ist nicht väterspezifisch.
- Väter wünschen sich den Austausch mit anderen betroffenen Eltern.
- Väter würden gern etwas zurück- oder weitergeben.
- Den Vätern fehlt es, die erste Begegnung mit dem Kind nicht mit der Mutter gemeinsam erlebt zu haben (z.B. bei Kaiserschnitt oder Geburtskomplikationen).

Die Äußerungen der Väter verdeutlichen einerseits, dass die Mütter häufig im Fokus stehen und viele Abläufe auf die Mütter bezogen sind. Die

Folge kann bei den Vätern ein Gefühl der Ausgrenzung sein. Auf der anderen Seite wird deutlich, wie wichtig ihre Funktion als Bindeglied, vertraute und sichere Begleitung beim Erstkontakt der Mutter auf der Station und ggf. auch als ausgleichender Faktor bei Schuldgefühlen und Sorgen sein kann. Aus meiner Sicht ist jedoch Vorsicht geboten, den Vätern möglicherweise zu viel oder mehr Kompetenz als der Mutter zuzuschreiben. Die Mütter fühlen sich häufig bereits durch den Eintritt einer zu frühen Geburt als versagende Mutter, die nicht in der Lage war, ihr Kind zeitgerecht auszutragen. Gefühlsäußerungen wie "Was habe ich bloß meinem Kind angetan!" habe ich in meinem beruflichen Alltag häufiger gehört. Aus diesem Grund muss behutsam mit der Bedeutsamkeit des Vaters in den ersten Lebenstagen bei abwesender Mutter umgegangen werden, damit das Gefühl einer inkompetenten Mutter nicht unfreiwillig verstärkt wird. Auf diesen Aspekt werde ich ausführlicher in der Diskussion (Kapitel 3) eingehen. Die Bedürfnisse und Bewältigungsprozesse werden in Kapitel 2.3 noch näher beleuchtet.

Wie können väterliche und mütterliche Sehnsüchte und Wünsche berücksichtigt werden ohne sich zu behindern oder ungünstige Empfindungen wie Schuldgefühle, Versagensängste oder ein Gefühl der elterlichen Inkompetenz zu verstärken? In diesem Zusammenhang sind zwei Begriffe aus der aktuellen Fachdiskussion zu nennen. Zum einen ist das die 'entwicklungsfördernde Pflege' und zum anderen die 'familienorientierte bzw. familienzentrierte Frühgeborenenmedizin', die im Folgenden dargelegt werden.

Entwicklungsfördernde Pflege

Der Begriff entwicklungsfördernde individualisierte Pflege wurde von der Kinderpsychiaterin Heidelise Als während ihrer Forschungstätigkeit in Boston geprägt. Darunter versteht man die "Minimierung der Intensivmedizin auf das unbedingt Notwendige und Maximierung der Zuwendung zum Kind und seiner Familie" (Pflegekonzept – Frühgeborenenpflege, 2010). In diesem Konzept wird sowohl die Erfordernis lebensnotwendiger intensivmedizinischer Maßnahmen als auch die Bedeutung einer frühen

Einbeziehung und Integration der Familien berücksichtigt. Besonders die Vulnerabilität der unreifen Neugeborenen in einer hochtechnisierten Umgebung wird berücksichtigt und der psychologisch bedeutungsvolle Einfluss der Eltern und weiterer Bezugspersonen findet Berücksichtigung im Sinne einer frühen Bahnung und Stabilisierung der Eltern-Kind-Bindung.

In der Heidelberger Universitätsklinik wird seit einigen Jahren in einer beispielhaften Weise das Konzept der entwicklungsfördernden Pflege auf der neonatologischen Intensivstation nach Als umgesetzt. Die Heidelberger Universitätsklinik und angeschlossene Forschungsinstitute haben damit eine Vorreiterstellung in Deutschland eingenommen. Dieses Modell findet zunehmend mehr Verbreitung. Die Ausbildung in den Modulen zu einzelnen Lebensphasen der Frühgeborenen und ihrer Eltern ist allerdings finanziell anspruchsvoll und nicht für alle Berufsgruppen ohne Entlastung durch den Arbeitgeber umsetzbar.

Folgende Erkenntnisse bilden die Grundlage des Heidelberger Konzeptes (nach Pflegekonzept – Frühgeborenenpflege, ebd.):

> "1. Die meisten Frühgeborenen werden gesund geboren, sind aber wegen ihrer Unreife nicht auf das Leben außerhalb des Mutterleibes vorbereitet. Ziel der medizinischen Betreuung Frühgeborener ist daher, die unreifen Funktionen zu unterstützen (z.B. Atmung, Wärme), ohne den Kindern durch die Intensivmedizin körperlich und seelisch zu schaden.
>
> 2. Entscheidende Entwicklungsschritte des Gehirns erfolgen beim ungeborenen Kind zwischen 22 und 40 Wochen. Beim extrem unreifen Frühgeborenen erfolgt der größte Teil dieser Entwicklung im Inkubator einer Intensivstation. Eine normale Entwicklung des Gehirns außerhalb des Mutterleibs ist möglich, wenn das frühgeborene Kind viel Zuwendung und positiv wirkende Reize erfährt, während unangenehme Erfahrungen und Reize vermieden oder minimiert werden.
>
> 3. Hierdurch lassen sich neurologische Langzeitprobleme, besonders aber Verhaltensstörungen frühgeborener Kindern vermeiden.

4. Erfolgreiche Neugeborenenmedizin bedeutet, dass Frühgeborene und krank geborene Neugeborene körperlich und seelisch gesund in eine gesunde Familie hinein entlassen werden.

5. Frühgeborene Kinder bleiben besondere Kinder, die ihren Eltern viel abverlangen. Voraussetzung für eine optimale entwicklungsfördernde Betreuung Frühgeborener durch ihre Eltern ist, dass die Eltern schon in der Klinik lernen, die Bedürfnisse ihres Kind zu erkennen und es autonom, kompetent, selbstbewusst, ohne Angst zu betreuen".

Neben der Minimierung technischer Aspekte werden natürliche Einflüsse und Umstände bei der Versorgung der Frühgeborenenstation berücksichtigt. Darunter gehören z.B. Geräusche, Gerüche und Hautkontakt der Eltern. In den Ausführungen zum Heidelberger Konzept wird auch explizit der Vater einbezogen und nicht nur die Mutter. Auch sind auf der Internetseite der Heidelberger Klinik sowohl Abbildungen von der Mutter als auch vom Vater beim 'Känguruhen' zu finden.

In der Umsetzung dieses Konzeptes bedeutet es konkret:

- Die Intensivstationen für Frühgeborene und kranke Neugeborene gehört zum sogenannten Perinatalzentrum, welches sich in direkter räumlicher Nähe zur Frauenklinik und Geburtshilfe befindet.
- Neugeborene bei denen ein geringes gesundheitliches Risiko besteht, befinden sich möglichst ganz oder stundenweise bei ihren Müttern.
- Die Neugeborenen-Intensivstation bemüht sich um eine kind- und familiengerechte Gestaltung. Sie wird sichtbar in einer funktionellen, aber freundlichen Atmosphäre, in der die Bedürfnisse des einzelnen Kindes und seiner Familie individuell berücksichtigt werden. Intensivmedizinische Maßnahmen werden auf ein unbedingt notwendiges Minimum reduziert. Die Zuwendung zum Kind und seiner Familie wird hingegen auf das vertretbare Maximum gesteigert.
- Reize, die von technischen Apparaturen und dem Personal ausgehen und als unphysiologische optische, akustische, Geruchs-, takti-

le (z.B. Festhalten, Schmerzen) und vestibuläre (z.B. Schütteln) Reize interpretiert werden können, werden vermieden oder ebenfalls auf ein Mindestmaß reduziert. Im Gegenzug werden dem Kind physiologische und entwicklungsfördernde Reize angeboten wie Mutterstimme und Kängurupflege durch die Eltern. Die Spontanbewegungen und Eigenregulation des Kindes werden durch adäquate Lagerung gefördert.

- Der Tag-Nacht-Rhythmus wird eingehalten. Äußere Reize (Licht, Lärm etc.) werden nachts so weit wie möglich reduziert und ein Maximum an Ruhe während der Nacht ermöglicht. Der individuelle Rhythmus des einzelnen Kindes wird analysiert und respektiert. Hierzu gehören unter anderem Ruhephasen während des Tages, optimale Zeiten für Känguru-Pflege, aber auch für weitere notwendige Prozeduren.
- Durch besondere Schulung lernen Personal und Eltern kleinste Frühgeborene zu verstehen und zu respektieren (vgl. ebd.).

Das Personal wird durch die moderne Neugeborenen-Intensivmedizin stärker zeitlich belastet, ist aber seit Einführung des neuen Konzepts zufriedener mit der Arbeit und ihren Leistungen. Die Eltern werden früh befähigt, ihr Kind ohne Angst kompetent in der Klinik und nach der Entlassung zu Hause zu betreuen.

Entwicklungspsychologisch und bindungstheoretisch hat die frühe Einbeziehung und Stärkung der elterlichen intuitiven Fähigkeiten einen enorm hohen – jedoch noch zu häufig vernachlässigten Stellenwert. Spezifische Risikofaktoren Frühgeborener wie Entwicklungsverzögerungen bis hin zu Entwicklungsstörungen, aber auch Auffälligkeiten im Sozialverhalten und in der Konzentrationsfähigkeit können durch eine sichere Interaktion und Förderung durch die Eltern reduziert werden.

Familienorientierte Frühgeborenenmedizin

Ebenso wie die entwicklungsfördernde Pflege, zielt die familienorientierte Frühgeborenenmedizin auf eine optimierte Einbeziehung der Eltern in die alltägliche Versorgung im stationären Umfeld. Während der Begriff 'entwicklungsfördernde Pflege' auf die kindliche Entwicklung hinweist, steht bei der familienorientierten Frühgeborenenmedizin die gesamte Familie im Mittelpunkt. Dazu gehört, dass das Kind und seine Eltern von Beginn an den Alltag miteinander verbringen. Dazu müssen räumliche und personelle Voraussetzungen gegeben sein. Eine Forschungsgruppe um Björn Westrup untersucht die Einflüsse eines neuen Modells der familienzentrierten Frühgeborenenmedizin und ihre Langzeitfolgen (The Stockholm Neonatal Family Centered Care Study: effects on length of stay and infant morbidity). Den Eltern wird ermöglicht, 24 Stunden am Tag bei ihrem Kind zu verbringen. In der Analyse konnte gezeigt werden, dass sich die Länge des stationären Aufenthaltes um 5,3 Tage reduzierte, ebenso konnte das Auftreten von bedrohlichen respiratorischen Komplikationen gesenkt werden (vgl. Ortenstrand et al. 2010).

Als Teilergebnis der Forschungsstudie konnte postuliert werden:

> "Providing facilities for parents to stay in the neonatal unit from admission to discharge may reduce the total length of stay for infants born prematurely. The reduced risk of moderate-to-severe bronchopulmonary dysplasia needs additional investigation" (Ortenstrand et al. 2010).

Sowohl der entwicklungsfördernden Pflege als auch der familienorientierten Frühgeborenenmedizin liegen Grundannahmen des sogenannten NIDCAP (The Newborn Individualized Developmental Care and Assessment Program) nach Heidelise Als zu Grunde. Die unterschiedlichen Konzepte mit großen gemeinsamen Schnittmengen verdeutlichen, dass vielfach eine Optimierung der Versorgung von Frühgeborenen und ihren Eltern angestrebt wird und neue Modelle entwickelt werden. Je nach finanziellen Mitteln einer Einrichtung und entsprechendem Forschungshintergrund, können räumliche Umgestaltungen, Personalaufstockung und Personal- und Elternschulungen veranlasst werden. In Deutschland werden Teile dieser Konzepte umgesetzt. So werden beispielsweise in verschiedenen Kinderkliniken Kinder, die kinderärztlich, aber nicht intensivmedizinisch versorgt werden müssen, in einer Mutter-

Kind-Einheit untergebracht. Diese befindet sich kreißsaalnah, unter der Beobachtung eines Teams aus Schwestern und Ärzten. Ebenso gibt es ähnliche Elternzimmer in anderen Kliniken, in denen die gesamte Familie aufgenommen wird. Die entwicklungsfördernde Pflege hält zunehmend mehr Einzug in den Stationsalltag und sollte m.E. auf jeder Station zum Qualitätsstandard gehören.

Hilfreich ist es für Mutter und Vater, sich vor der Entbindung mit dem möglichen ersten Zuhause des Kindes vertraut zu machen. Bei Schwangerschaftskomplikationen auf Seiten der Mutter, die eine strenge Bettruhe nötig machen, kann der Vater die Besichtigung übernehmen und die Mutter durch Schilderung seiner Eindrücke darauf vorbereiten. Eine andere Möglichkeit zur Vorbereitung können z.B. bebilderte Ordner oder Informationsbroschüren der jeweiligen Stationen bieten. Auf weitere Maßnahmen, die der Vorbereitung auf das Stationsleben dienen können, wird in einem späteren Abschnitt eingegangen (2.3.2 Überblick über Betreuungs- und Kontaktmöglichkeiten für Mütter und Väter).

Psychologische Betreuung

In vielfältigen Publikationen (z.B. Sarimski 2000, Vonderlin 1999) wird auf die Notwendigkeit einer psychologischen Betreuung auf der Station hingewiesen. Wieg, leitender Arzt der Neonatologie und Pädiatrischen Intensivmedizin an der Kinderklinik des Aschaffenburger Klinikums, gibt hingegen die Erfahrung wieder, dass eine psychologische Betreuung von den Eltern nicht immer gut angenommen wird:

> "Die Integration von Psychologen in das Team hat sich übrigens als schwierig erwiesen. Die meisten Eltern wollen nicht über sich, sondern über die Kinder reden und akzeptieren viel eher psychologisch trainierte Ärzte und Pflegende aus dem Team" (Wieg, 2010, 10).

Es ist zwar wünschenswert, das Personal psychologisch zu schulen, da der Umgang häufig täglich mit den betroffenen Eltern stattfindet. Bei einer akuten Krisenintervention kann jedoch das geschulte, aber nicht ausgebildete Klinikpersonal überfordert sein und macht zusätzlich die

Anwesenheit einer erfahrenen psychologischen Fachkraft empfehlenswert.

In der Kasseler Forschungsstudie zum Thema "Interventions- und Unterstützungsmaßnahmen für Eltern frühgeborener Kinder in Kassel" (Weißbrodt 2010, s.a. Kapitel 2.3.3), zeigt sich ein ähnliches Bild. Väter wie Mütter nahmen in bemerkenswert geringem Umfang psychologische Unterstützung in Anspruch (s. Abb. 11). Die Angaben beziehen sich nicht nur auf den Zeitraum während des stationären Aufenthaltes, sondern auch auf den Zeitraum nach der Entlassung. Vorrangig wurden Eltern von Frühgeborenen im Alter von null- bis zwei Jahren befragt. Mit 83,7% der Mütter und 87% der Väter, die nie den Kontakt zu Psychologe oder Psychotherapeut suchen, liegt bei beiden Elternteilen eine hohe Häufigkeitsverteilung vor. Auf diesen Aspekt wird im Kapitel 2.3 Bewältigung, Begleitung und Erfahrungen von Vätern nach einer Frühgeburt, ausführlicher eingegangen. Möglicherweise könnte eine psychologische Begleitung, die jeweils gleichgeschlechtlich besetzt ist, zu einer höheren Nutzung der Angebote führen. Untersuchungen über die Inanspruchnahme von psychosozialer Unterstützung, die durch einen männlichen Vertreter besetzt ist, liegen derzeit nicht vor, können aber einen interessanten Forschungsschwerpunkt bieten. Die Einbeziehung der Eltern "mit dem Ziel eines erfolgreichen Bindungsaufbaus", erfordert nach Poets (Leiter der Neonatologie an der Universitätsklinik in Tübingen) "eine qualifizierte Betreuung der Mütter und Väter, ggf. der ganzen Familie durch eine/n psychosozialen MitarbeiterIn" (2010, 14). Diese Forderung ist ein hehres Ziel und zunächst mit erheblichen finanziellen und personellen Anforderungen verbunden. Für die Entwicklung des Kindes und seiner Familie kann ein solches Modell allerdings erhebliche Folgekosten durch längere und häufigere Klinikaufenthalte und schlechtere Entwicklungsverläufe einsparen. Im Rahmen einer präventiven Unterstützung ist eine solche Forderung sehr sinnvoll und sehr zu unterstützen.

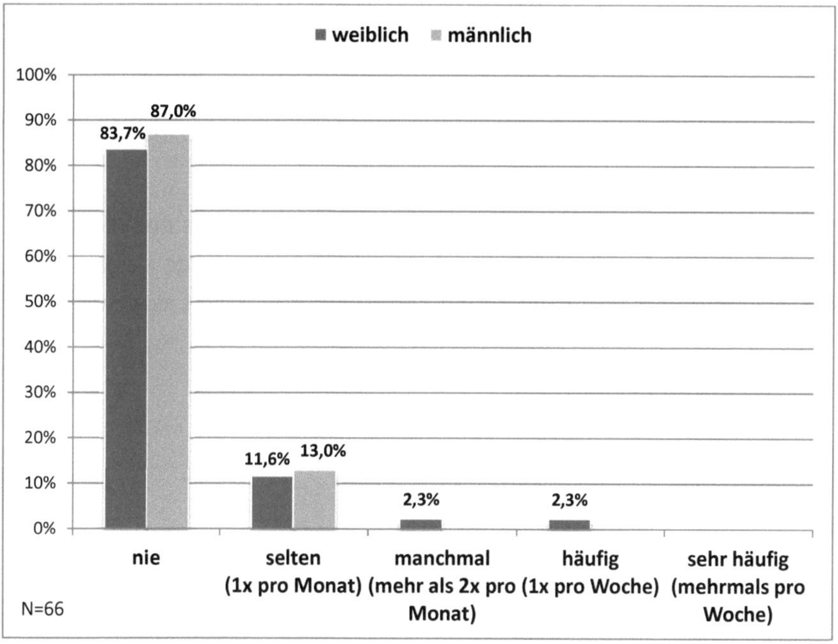

Abbildung 11: Kontaktsuche zu Psychologen und Psychotherapeuten (Weißbrodt 2010, 41)

2.2.4 Familiäre Lebenssituation des Vaters in den ersten Lebenswochen nach einer Frühgeburt

Während der Phase des stationären Aufenthaltes ist die direkte Kontaktaufnahme der Eltern zum Kind aufgrund der äußeren Bedingungen oft erheblich eingeschränkt. Durch verbindliche Besuchszeiten und den labilen Gesundheitszustand des Kindes ist der Zugang zum eigenen Kind oft nicht immer uneingeschränkt möglich. Bei zahlreichen Handgriffen und Versorgungshandlungen müssen die Eltern erst das Stationspersonal fragen, ob der Zeitpunkt geeignet sei und ggf. in der Ausführung unterstützt werden. Dadurch wird das Gefühl der Hilflosigkeit und Inkompetenz verstärkt, denn entgegen ihrer Intuition müssen die Eltern ihr eigenes Kind Fremden überlassen. Daraus kann das Gefühl resultieren, als Eltern nicht in der Lage zu sein, die Situation allein bewältigen zu können. Aus intuitiver Elternkompetenz entwickeln sich u.U. Ängstlichkeit, Unsicherheit und Übervorsichtigkeit. Nantke, ärzliche Leiterin des Sozialpädiatrischen Zentrums in Berlin-Friedrichshain, spricht sogar davon, dass nach einer Frühgeburt zwei 'Hochrisikogruppen' bestehen: die Kinder und ihre Eltern (Lehn 2009, 2).

Wenn sich die Zeit des stationären Aufenthaltes, die meistens mit multiplen Sorgen und Ängsten verbunden war, endlich dem Ende neigt, fiebern die meisten Eltern voller Erwartung dem Entlassungstag entgegen.

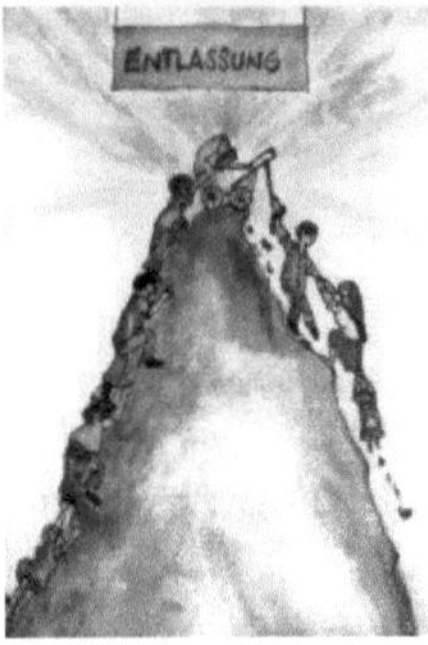

Abbildung 12: 'Über'n Berg?! (Porz 2009, 13)

In Abbildung 12 ist die emotionale Lage der Eltern verdeutlicht, zum Zeitpunkt, wenn sie aus der intensivmedizinischen Versorgung nach Hause entlassen werden. Auf der einen Seite ist ein umfangreiches Helferteam aus Schwestern und Ärzten zu sehen, auf der anderen Seite sind die Eltern nach Wochen der eingeschränkten elterlichen Autonomie auf sich allein gestellt.

Durch die frühe Geburt entstehen erhebliche emotionale und organisatorische Belastungen. Besonders die organisatorischen Anforderungen sind in den ersten Wochen nach der Entlassung besonders hoch, die emotionale Befindlichkeit und eigene Bedürfnisse rücken häufig in den Hintergrund. Mütter fallen oft nach einem Jahr oder später in ein "tiefes dunkles Loch" (Zitat von Müttern während eines Gesprächskreises für Eltern frühgeborener Kinder in Kassel, 11.05.2010). Ein Vater beschrieb seine Empfindungen als sehr distanziert zum Kind während des stationären Aufenthaltes. Dieses Phänomen deutete er als Schutzfunktion vor der Angst, sein Kind zu verlieren. Väterliche Empfindungen beim Übergang vom stationären zum häuslichen Alltag finden zunehmend mehr Beachtung. Wissenschaftliche Untersuchungen sind bisher noch wenig aussagekräftig. Somit eröffnet sich ein breites Handlungsfeld zukünftiger Forschung. Auf die Möglichkeiten der Unterstützung beim Übergang von der stationären zur häuslichen Situation wird in Kapitel 2.3 (Unterstützung, Begleitung und Bedürfnisse von Vätern nach einer Frühgeburt) näher eingegangen.

2.2.5 Entwicklung der elterlichen Paarbeziehung nach einer Frühgeburt

Die Geburt eines Kindes, unabhängig, ob es früh oder termingerecht geboren wurde, bedeutet eine krisenhafte Veränderung der bisherigen partnerschaftlichen Beziehung. Die neuen Aufgaben der Kindesversorgung drängen partnerschaftliche Bedürfnisse in den Hintergrund. Die vorgeburtlichen Bedürfnisse und Befriedigungen werden reduziert oder gar nicht mehr erfüllt. Die Partnerschaftszufriedenheit verändert sich.

Im Rahmen der väterlichen Bewältigungsprozesse nach einer Frühgeburt besteht die Kleinfamilie neben Dyaden aus einer Triade. Die Dyaden setzen sich aus den Konstellationen Mutter-Vater, Mutter-Kind, Vater-Kind zusammen. Die Triade entsteht, wenn aus einer Gruppe zweier Menschen eine dritte Person hinzukommt (vgl. auch Kapitel 1.2 Von der Dyade zur Triade).

Die Dimensionen Paarzufriedenheit und Paarstabilität werden konzeptionell und empirisch als weitestgehend unabhängig voneinander betrachtet, obgleich angenommen wird, dass eine hohe Paarzufriedenheit zu einer hohen Paarstabilität beiträgt (vgl. Schneewind 2002, 113). Um Aussagen zu Paarstabilität und Paarzufriedenheit zu formulieren und damit den Verlauf von Paarbeziehungen erklären zu können, haben Karney und Bradbury (vgl. ebd.) über 100 Studien analysiert und ein "pfadanalytisches Vulnerabilitäts-Stress-Adaptationsmodell" (ebd.) entwickelt.

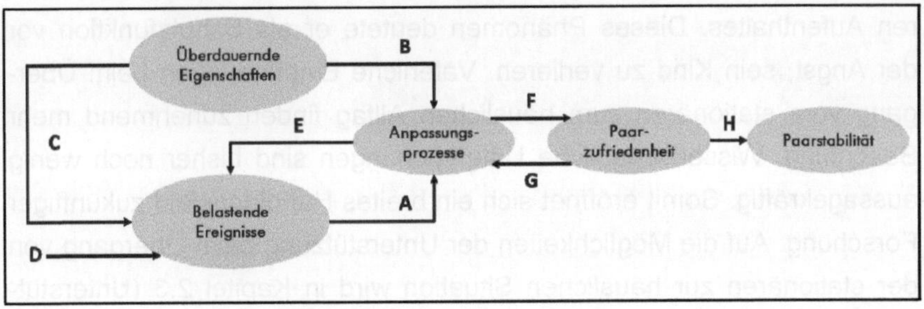

Abbildung 13: Vulnerabilitäts-Stress-Adaptationsmodell von Karney und Bradbury 1995 (nach Schneewind 2002, 114)

Belastende Ereignisse (A) wie beispielsweise das Auftreten einer Frühgeburt führen zu Stress und erfordern eine individuelle Anpassung beider Partner. Eigenschaften, die einen akuten Zeitpunkt überdauern (B), spiegeln sich in der Qualität des Anpassungsprozesses wider (z.B. dysfunktionale Konfliktbewältigung). Wiederholte permanente stressinduzierende Eigenschaften wirken chronifizierend (C). In der Folge kann es zu dauerhaftem Streit oder zur Entfremdung kommen. Desweiteren wirken externe Einflüsse (D) auf das Paar. Negative Anpassungsprozesse im Sinne einer destruktiven Konfliktbewältigung fallen wiederkehrend auf die Paarbeziehung zurück (E). Anpassungsprozesse, die die Erwartungen beider Partner berücksichtigen, stärken die Paarzufriedenheit (F). Diese wirkt sich einerseits konstruktiv auf Anpassungsprozesse aus (G) und erhöhen andererseits die Paarstabilität (H).

Das o.g. Modell bedeutet für die Vorhersagbarkeit der weiteren Paarentwicklung im Kontext einer akuten Krise wie sie durch eine Frühgeburt auftritt, dass eine Abhängigkeit von bereits vorgeburtlich bestandener Beziehungsqualität vorliegt. Die Persönlichkeitseigenschaften der Partner scheinen dabei entscheidend zu sein. Insbesondere die Persönlichkeitsvariable 'emotionale Labilität' stellt eine bedeutende Einflussgröße aufgrund der negativen Affektivität dar (vgl. Schneewind 2002, 115). Das Misslingen bzw. Gelingen der Paarbeziehung hängt neben den individuellen persönlichen Eigenschaften zusätzlich von den durch Erfahrung gewonnenen dyadischen Bewältigungsstrategien ab wie beispielsweise Konflikt- und Problemlösungskompetenzen. Auch eine biographische

Disposition spielt bei den Kommunikationsfertigkeiten eine einflussreiche Rolle (ebd.).

Im Zusammenhang mit der Familienentwicklung führten Schneewind und Gerhard eine Längsschnittuntersuchung hinsichtlich der Beziehungspersönlichkeit durch (2002, nach Schneewind 2002, 115). Mittels einer Clusteranalyse bildeten sich drei Personentypen heraus, die je nach Ausprägung in den Dimensionen 'Einfühlungsvermögen' und 'Verletzlichkeit' unterschieden werden konnten.

Personentyp	Ausprägung der Dimension		
	Beziehungskompetenz	Einfühlungsvermögen	Verletzlichkeit
Typ1	⇧	⇧	⇩
Typ2	⇧	⇩	⇧
Typ3	⇩	⇩	⇧

Abbildung 14: Personentypen bzgl. Verletzlichkeit, Beziehungskompetenz und Einfühlungsvermögen (in Anlehnung an Schneewind 2002, 115)

Typ 1 zeichnet sich durch eine ausgeprägte Fähigkeit in den Bereichen Beziehungskompetenz und Einfühlungsvermögen und geringe Verletzlichkeit aus, Typ 2 durch eine hohe Ausprägung der Beziehungskompetenz und der Verletzlichkeit sowie geringe Ausprägung des Einfühlungsvermögens und Typ 3 durch geringes Einfühlungsvermögen und geringe Beziehungskompetenz bei gleichzeitig ausgeprägter Verletzlichkeit.

Schneewind sagt für Paare mit einer hohen Ausprägung des Einfühlungsvermögens und einer geringen Verletzlichkeit eine dauerhaftere Paarstabilität und Paarzufriedenheit voraus. Entsprechend ungünstiger fiel die Vorhersage für Paare mit einem geringen Einfühlungsvermögen und einer ausgeprägten Verletzlichkeit aus.

Die Bewältigung oder Anpassung an die akute Krise einer Frühgeburt ist demnach erheblich von der Beziehungsstruktur, den Persönlichkeitsmerkmalen und den individuellen Problemlösungskompetenzen abhängig. Ein zusätzlich bedeutsamer Einflussfaktor stellt der Gesundheitszustand des Kindes und die möglicherweise daraus folgenden medizinischen Komplikationen dar.

Die hohe emotionale und organisatorische Belastung, die durch eine Frühgeburt auftritt, lässt die Annahme zu, dass die Partnerschaft von Eltern Frühgeborener eine höhere Unzufriedenheit aufweisen müsse als bei Eltern termingerecht geborener Kinder. In einer Studie von Dittrich (2006, 65 ff, Teilstudie der Kölner Pilotstudie) konnte erstaunlicherweise eine ähnliche Beurteilung der Partnerschaftszufriedenheit, sowohl von Vätern Frühgeborener als auch termingerecht Geborener erhoben werden. 60% der Väter Frühgeborener und 59,3% termingerecht Geborener, gaben an, ihre Beziehung als 'harmonisch' zu bezeichnen. Demgegenüber beurteilten 40% der Frühchen-Väter und 40,7% der Väter zeitgerecht Geborener ihre Partnerschaft als 'belastet'. Dass die Beziehungsqualität von Frühchen-Elternpaaren nicht schlechter beurteilt wurde, wird mit einer ausgeprägteren Verbundenheit durch die gemeinsam durchlebte Sorge erklärt (vgl. Dittrich 2006, 67). Insgesamt wurde über einen Erhebungszeitraum von zwölf Monaten eine ähnliche Entwicklung der Partnerschaft beider Vätergruppen beobachtet. In beiden Gruppen wurde eine Abnahme der Partnerschaftszufriedenheit festgestellt, welches jedoch nicht in Zusammenhang mit der Frühgeburt gebracht werden konnte.

Bezogen auf das Merkmal 'Intensität' hat sich die Partnerschaft im Verlauf eines Jahres jedoch divergent in den beiden Gruppen entwickelt. So gaben 25,9% der Väter termingerecht geborener Kinder an, die eine harmonische Beziehung führten, dass sich ihre Partnerschaft intensiviert hätte, im Vergleich zu 6,7% der Väter Frühgeborener in einer harmonischen Beziehung. Eine Erklärung dafür können die besonderen Bedürfnisse von Frühgeborenen darstellen, die häufig mehr Zeit bei der Versorgung (Füttern, Wickeln, Baden etc.) benötigen und deren Alltag häufig von Therapien begleitet ist (beispielsweise Physio-, Logo- oder Ergotherapie). Dadurch wird die partnerschaftliche Zeit eingegrenzt. Aus meiner Sicht erklärt jedoch ein begrenzter zeitlicher Umfang nicht die Bewertung der Beziehungsintensität. Aus der Eltern-Kind-Forschung ist bekannt, dass nicht die Quantität ausschlaggebend für die Bewertung der Eltern-Kind-Beziehung ist, sondern die Qualität einen größeren Einfluss auf die Beziehung hat. Da das Studienkollektiv eine Anzahl von 42 Probanden (15 Väter frühgeborener Kinder und 27 Väter termingerecht geborener Kinder umfasst), sind Aussagen für diese Stichprobe möglich, können allerdings nicht verallgemeinert werden.

In der Zusammenfassung wird als Ursache der Unzufriedenheit eine mangelnde Vorbereitung auf die neue Rolle und Lebensaufgabe genannt:

> "Das Paar muss lernen, das Kind zu akzeptieren, ohne dabei die Partnerbeziehung zu vernachlässigen. Die Vater-Kind-Beziehung, die Mutter-Kind-Beziehung und die Paarbeziehung müssen in eine Beziehungstriade integriert werden" (Dittrich 2006, 73).

In einer weiteren Studie von Klose (2006, ebenfalls Teilstudie der Kölner Pilotstudie) konnte kein Zusammenhang zwischen der Frühgeburt und einer Veränderung in der Paarbeziehung nachgewiesen werden. 20% der Väter Frühgeborener und 27% der Väter Reifgeborener gaben eine Steigerung der Beziehungsintensität an. Veränderungen in der Partnerschaft würden durch zeitliche Limitierung und der Fokussierung auf das Kind und seinen Bedürfnissen entstehen. Die Kollektivgröße bestand aus 48 Probanden. Für beide Gruppen von Vätern zählten folgende Aspekte zu den wichtigsten Aufgaben:

- Gesprächspartner sein
- Haushalt führen
- Zuneigung bzw. Aufmerksamkeit schenken
- Partnerin versorgen
- als Ruhepol wirken
- Partnerin in der neuen Situation unterstützen (vgl. Klose 2006, 149).

Unterschiedliche Empfindungen der Vätergruppe Frühgeborener und der Kontrollgruppe konnten bzgl. der Ausprägung des Gefühls von Alleinsein während des stationären Aufenthaltes nachgewiesen werden. Für Väter Frühgeborener stellt das Alleinsein während des Klinikaufenthaltes eine höhere Belastung (28,6%) als für die Väter der Kontrollgruppe (15,5%) dar. In Kloses Ausführungen ist nicht näher beschrieben in welchem Umfang und mit welchen weiteren Merkmalen das Alleinsein definiert ist. Es wäre jedoch plausibel, dass das Alleinsein während des Klinikaufenthaltes für Väter Reifgeborener geringer im zeitlichen Ausmaß ist, da eine Trennung der Familie für die Durchführung notwendiger medizinisch-pflegerischer Maßnahmen nicht erforderlich ist. Außerdem kann die Qualität des Alleinseins durchaus unterschiedlich erlebt werden, bspw. wenn lebenserhaltende medizinische Entscheidungen am Kind ohne die Absprache mit der Mutter getroffen werden müssen.

In einem weiteren Teil der Kölner Pilotstudie wurde eine retrospektive Bewertung der elterlichen Beziehung durchgeführt (Kühn 2006, 154 ff). In der Tendenz bestätigte sich in beiden Gruppen (Väter Frühgeborener und Väter Reifgeborener) eine Minderung der Beziehungsqualität über einen Zeitraum von der Schwangerschaft bis ein Jahr nach der Geburt (s. Abb. 15).

Auffällig ist, dass die Paarbeziehung von Eltern frühgeborener Kinder im Gegensatz zur Kontrollgruppe bereits vor der Schwangerschaft (SS) als 'sehr harmonisch' beschrieben wird. Ein Jahr nach der Geburt wird die Beziehungsqualität zwar nicht mehr als 'sehr harmonisch', jedoch nur leicht verändert als 'harmonisch' bezeichnet. Im Vergleich mit der Kontrollgruppe sind die positiv besetzten Qualitätsmerkmale 'sehr harmonisch' und 'harmonisch' ausgeprägter als bei Vätern termingerecht Geborener. In der Gruppe dieser Väter erreichen die Merkmale 'harmonisch' und 'wechselhaft' annähernd ein gleiches Niveau. In der retrospektiven Studie zur Beziehungsqualität bleiben spezifische Voraussetzungen und Gegebenheit in der Beziehung jedoch unberücksichtigt wie beispielsweise Dauer der Beziehung, Alter der Eltern, sozio-ökonomischer Status, zeitliche Dauer bis zur Erfüllung des Kinderwunsches, Konzeption durch reproduktionsmedizinische Maßnahmen, vorangegangene Fehlgeburten u.v.m., die einen erheblichen Einfluss auf die Paarzufriedenheit haben können. Diese Hypothesen bleiben derzeit unbeantwortet und eröffnen auch hier weitere Forschungsperspektiven.

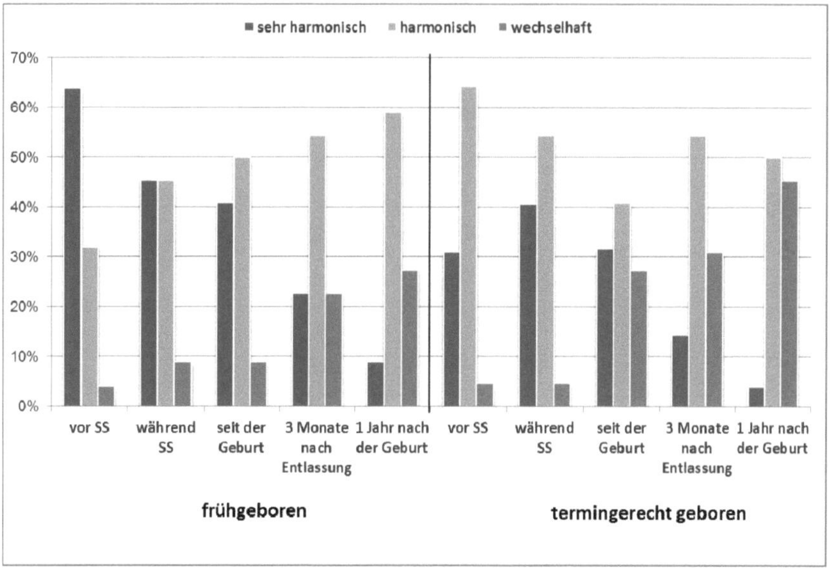

Abbildung 15: Qualität der Paarbeziehung von der Schwangerschaft bis ein Jahr später (Kühn 2006, 157)

2.2.6 Wahrnehmung und Einfluss der Physiognomie Frühgeborener

Die erträumte Lebensvorstellung mit einem frühgeborenen Kind zu realisieren, kann für diese Eltern deutlich schwieriger sein, als für Eltern mit einem gesunden Kind, deren Lebensplanung weitgehend nach ihren bisherigen Vorstellungen verlief. Neben den unterschiedlichen Startbedingungen ins gemeinsame Familienleben durch die lebensnotwendigen stationären Behandlungsmaßnahmen und gesundheitliche Komplikationen im weiteren Verlauf, ist das Aussehen frühgeborener Kinder ein bedeutsamer Aspekt. Auf das andersartige Aussehen von Frühgeborenen im Vergleich mit reifen Neugeborenen sind die Eltern selten eingestellt. In präpartalen Gesprächen berichten Eltern nicht selten von ihren Befürchtungen, dass ihr Kind z.B. mit Schwimmhäuten, mit verschlossenen

Augen und durchsichtiger Haut geboren werden würde (vgl. Hude 2012). Tatsächlich entspricht der erste optische Eindruck, den die Eltern auf ihr Kind erhalten oft nicht dem Kindchen-Schema. Die Physiognomie der Frühgeborenen wird häufig mit Begriffen wie 'schmal', 'hager' und 'mit ernstem Gesichtsausdruck' umschrieben. Die Beschaffenheit der Haut wird selten als 'rosa' oder 'vital' beschrieben, vielmehr werden Umschreibungen wie 'faltige' oder 'wächserne' Haut gebraucht.

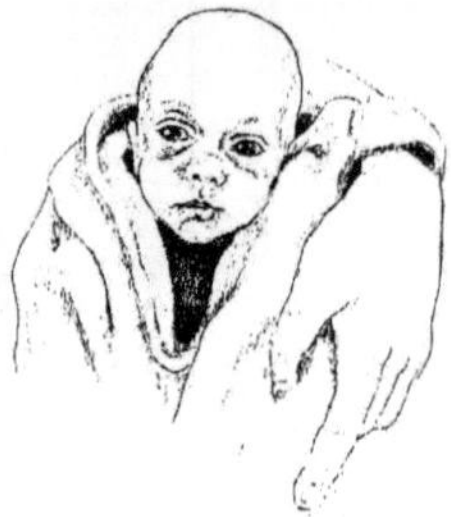

Abbildung 16: Typische Physiognomie eines Frühgeborenen (Sparshott 2000, 156)

Aus der klinischen Erfahrung sind als Folge bei den Eltern nicht selten Emotionen wie 'Erschrocken-sein', 'Ängstlichkeit', 'Befremden' und ähnliche Gefühle zu beobachten. Aber nicht nur bei den Eltern sind solche Reaktionen zu finden. Ebenso können vergleichbare Emotionen bei Verwandten, Geschwisterkindern oder Freunden auftreten. In der Regel sind es die Geschwisterkinder, die offen mit ihren Gefühlen umgeben und diese mitteilen. Anders verhält es sich mit den erwachsenen Personen. Verwandte versuchen ihr Entsetzten oder Befremden besonders vor den Eltern zu verbergen und Eltern verzeihen sich oft (lange) nicht ihre ersten Reaktionen auf den Anblick ihres frühgeborenen Kindes. Unter Berücksichtigung entwicklungspsychologischer Kenntnisse ist diese Reaktion jedoch als physiologisch und nicht pathologisch zu bewerten:

Das Kindchenschema wirkt als Schlüsselreiz und ruft eine physiologische Reaktion von Fürsorge und Behütung hervor. Eine Akzeptanz des frühgeborenen Kindes kann durch das Fehlen typischer Reizmerkmale erschwert sein.

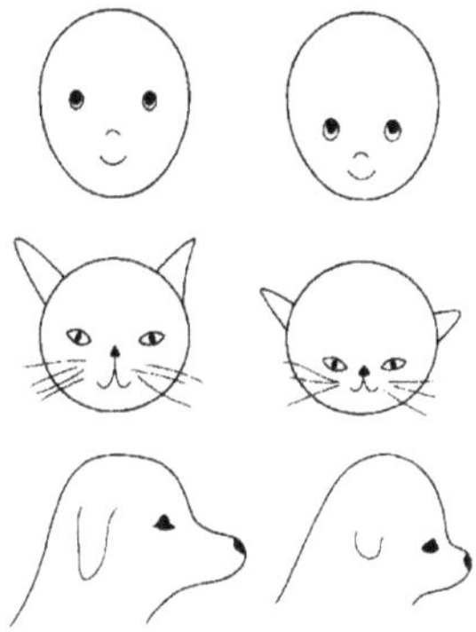

Abbildung 17: Typische Reizmerkmale des Kindchenschemas (Mietzel 1989, 111)

Der Verhaltensforscher Konrad Lorenz stellte fest, dass der Anblick eines Kopfes mit hoher Stirn, mit tiefliegenden großen Augen und ausgeprägten Wangen instinktiv bei allen Säugetieren und somit auch beim Menschen Zuwendungsverhalten auslöst wird (Mietzel 1989, 111). Beim Vergleich der beiden oberen Abbildungen miteinander wird deutlich, dass durch ein eher schmales längliches Gesicht des frühgeborenen Kindes wesentliche Merkmale nicht vorhanden sind. Anita Stacha beschreibt in einem ZEIT-Artikel das Empfinden der Eltern nach einer Frühgeburt beim Anblick ihres frühgeborenen Sohnes im Inkubator mit den Worten: "Aber ich war natürlich wahnsinnig erschrocken als ich mein kleines Alien da liegen sah" (Kailitz 2010, 39). Der Vater dieses frühgeborenen Kindes ertrug den Anblick seines winzigen Sohnes nicht und verließ die Familie noch während der Neonatalzeit (vgl. ebd.). Aus der klinischen Erfahrung tritt dieses Phänomen nicht selten auf. Neben der besonderen Physiognomie von frühgeborenen Kindern, entspricht auch der restliche Körper nicht immer den Proportionen, die man im Allgemeinen von neugeborenen Kindern erwartet. Geringes Gewicht und dünne Extremitäten bestimmen in den ersten Lebenswochen häufig das Aussehen.

Aus diesen Erkenntnissen lassen sich weitere Möglichkeiten, um Eltern möglichst früh und angemessen zu unterstützen, ableiten. Eltern können auf den Anblick ihres frühgeborenen Kindes vorbereitet werden. Unabdingbar ist auch die Erklärung an die Eltern, dass negativ konnotierte Empfindung wie Befremden oder gar Entsetzen keine pathologischen Gefühle sind, sondern in diesem Zusammenhang nachvollziehbar und physiologisch sind. Außerdem ist es wichtig, Eltern zu verdeutlichen, dass sie mit ihrer Wahrnehmung nicht allein sind.

2.3 Bewältigung, Begleitung und Erfahrungen von Vätern nach einer Frühgeburt

Intensität und Notwendigkeit von Begleitung und Unterstützung frühgewordener Väter sowie die Bedürfnisse sind individuell und breitgefächert. Dies bestätigt sich in vielen persönlichen Gesprächen mit beiden Elternteilen und konnte auch in der Kassler Erhebung 'Interventions- und Unterstützungsmaßnahmen für Eltern frühgeborener Kinder in Kassel' nachgewiesen werden. Ziel der Untersuchung war es, fachinhaltliche und organisatorisch-methodische Grundlagen für Angebote an diese Elterngruppe zu erfassen. Es stellte sich heraus, dass insgesamt eine hohe Individualität in der Bedürfnisausprägung der Eltern ermittelt werden konnte. Als Fazit ließ sich festhalten, dass die Umsetzung von Unterstützung z.B. in Gruppenangeboten an seine Grenzen stößt und ein persönliches, individuelles und bedarfsorientiertes Gespräch mit den Eltern nicht ersetzen kann. Dennoch stellen Gruppenangebote, neben anderen Angebotsstrukturen (s. Kapitel 2.2.2), einen wesentlichen Bestandteil zur Unterstützung dar. Eltern verfügen jedoch auch über individuelle Bewältigungsstrategien und –konzepte sowie individuelle Formen der Unterstützung durch andere – nicht professionelle Personen.

2.3.1 Inter- und intrapersonelle Bewältigungsstrategien

Der Begriff 'Bewältigung' wird im Rahmen von Stressmanagement auch mit Bezeichnungen wie 'coping', 'Coping-Strategien' und 'Bewältigungsstrategien' sinnverwandt ausgedrückt. Unterschiedliche wissenschaftliche Bereiche nutzen ihre theoretischen Bewältigungsmodelle als Grundlage für fachbezogene Konzepte, z.B. in der Trauerarbeit, Umgang mit chronischen Erkrankungen/ Behinderung oder als Grundlage verschiedener therapeutischer Angebote.

Grundsätzlich können intrapersonale (=Coping) und interpersonale Bewältigungsmodelle unterschieden werden. Unter dem Begriff 'intrapersonale Bewältigungsmodelle' sind persönliche und individuelle Strategien und Ressourcen gemeint. Der Begriff der 'interpersonalen Bewältigung' umfasst die Unterstützung durch andere Personen. Diese theoretischen Konzepte basieren auf einem psychologischen Theoriehintergrund und sollen in dieser Arbeit nur überblicksartig dargestellt werden. Eine ausführliche Beschreibung ist z.B. bei Vonderlin (1999, Kapitel 2.3 ff und Kapitel 4.2 ff) zu finden.

Im Kontext dieser Arbeit wird der Begriff 'Bewältigung' auf die Anpassung an das Ereignis 'frühgewordene Eltern' bezogen. Die Adaptation an die teilweise als traumatisch empfundene Familiengenese aufgrund der frühen Geburt wird hier nicht im Sinne einer Einzelfallanalyse oder eines therapeutischen Zugangs betrachtet. Vielmehr sollen Zugangswege zur Unterstützung dieser Eltern im Anpassungsprozess an die neuen Lebensumstände dargestellt werden. Einen ausführlicheren Überblick über die "Elterliche Bewältigung der mit der Frühgeburt verbundenen Belastungen" unter Einbeziehung zahlreicher wissenschaftlicher Publikationen im Kontext von Stressbewältigung und Stressverarbeitung zeigt z.B. Vonderlin (1999, 34 ff).

Das Stressmodell von Lazarus (1998b, nach Schmid 52) soll hier kurz stellvertretend vorgestellt werden, da es m.E. einen Einblick auf Dynamik, Prozesshaftigkeit und Einfluss auf intrapsychische Zustände gewährt. Lazarus veranschaulicht die Wechselwirkung zwischen dem belastenden Ereignis und dem Handeln der betreffenden Person. Er geht davon aus, dass nicht das Ereignis per se die Belastung darstellt, sondern erst durch die individuelle Bewertung ein Stressor hervorgerufen wird:

> "Coping has to do with the way people manage the conditions that arouse stress in their lives, as well as the stress state itselfs" (Lazarus 1998b, nach Schmid 2003, 52)

Das bedeutet, dass die Ausprägung und das Ausmaß der Stressempfindung individuell sehr unterschiedlich sein können.

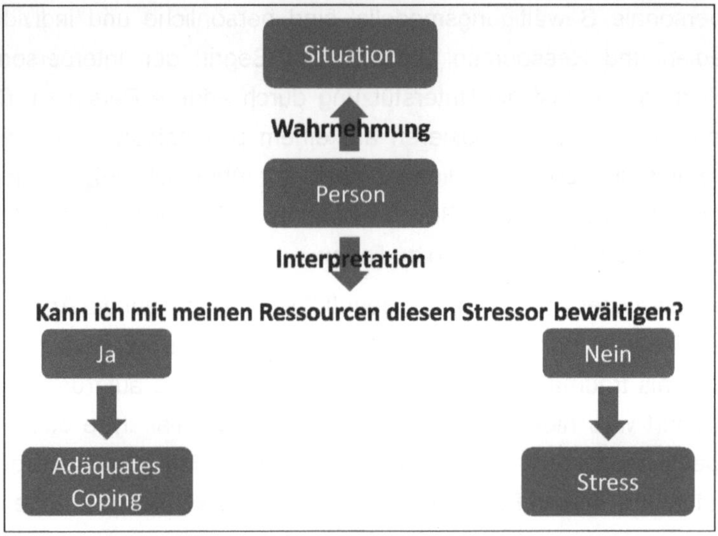

Abbildung 18: Transaktionales Stressmodell nach Lazarus (modifiziert nach Schmid 2003)

Lazarus geht von einem dynamischen dreistufigen Stressbewertungsmodell aus. Die primäre Bewertung (Primary Appraisal) beinhaltet eine erste Zuordnung der Situation a) als Herausforderung (challenge), b) als Bedrohung (threat) oder c) als Schädigung/Verlust (harm/loss). In einem zweiten Bewertungsschritt (Secondary Appraisal) erfolgt eine Überprüfung verfügbarer Ressourcen zur persönlichen Bewältigung. Als dritten Bewertungsschritt wird eine Neubewertung (Reappraisal) der Stressbelastung vollzogen. Der dritte Schritt kann nur erfolgen, wenn ein Verständnis der vorangegangenen Stufen vorliegt und ist gekoppelt an nachfolgende Copingprozesse.

Die Stressbewältigung kategorisiert Lazarus in drei Arten: die problemlösungsorientierte, die emotionsorientierte und die bewertungsorientierte Stressbewältung. Unter dem problemlösungsorientierten Coping wird die Suche nach Informationen zur Problembewältigung verstanden, mit dem Ziel, das Problem zu überwinden oder sich an die neuen Gegebenheiten anzupassen. Das emotionsorientierte Coping umschreibt einen intrapsychischen Bewältigungsprozess und beinhaltet primär die Regulation der Empfindungen und ist nicht zwingend mit einer Auseinandersetzung mit dem Gesamtkontext verbunden. Beim bewertungsorientierten Coping liegt der Schwerpunkt auf einer Neubewertung des Personen-Umwelt-Verhältnisses, um Ressourcen zu nutzen und einen positiven Lebenszustand zu empfinden. Die einzelnen Coping-Schwerpunkte können jedoch nicht isoliert von einander betrachtet werden und sind ein theoretisches Konstrukt. In der realen Lebenswelt findet oft eine Wechselwirkung zwischen den Arten der Stressbewältigung statt und erfolgt nicht als ein bewusster Prozess (Lazarus 1998b, nach Schmid 2003, 52 f).

Soziale Unterstützung kann einen einflussreichen Faktor sowohl bei der Minimierung als auch der Vorbeugung von psychischen Problemen darstellen. Deshalb haben interpersonale Ressourcen einen hohen Stellenwert in krisenhaften Lebenssituationen. Crnic (1983 nach Vonderlin 1999, 86) differenziert drei Ebenen von interpersonalen Ressourcen:

- Unterstützung durch den Ehemann (intimate support),
- Unterstützung durch Freunde (friendship support) und
- Unterstützung durch Hilfen, die von der Gesellschaft bereitgestellt werden (community support).

Die Unterstützungsformen haben Einfluss auf unterschiedliche Dimensionen. So hat der Ehemann beispielsweise den größten Einfluss auf das Befinden der Mutter und gesellschaftliche Unterstützung hat den größten Einfluss auf die Mutter-Kind-Interaktion (ebd.).

Vonderlin zitiert eine Reihe weiterer Studien, die den Einfluss sozialer Kontakte auf das mütterliche Befinden untersuchten. Forschungsfragen oder Erkenntnisse zum Einfluss dieser auf die väterliche Verfassung waren nicht Forschungsgegenstand dieser Untersuchung. Es wird allgemein Bezug auf Eltern genommen, allerdings keine Unterscheidung zwischen Müttern und Vätern gemacht. Bezogen auf die inhaltliche Gestaltung sozialer Unterstützung wird in 'psychological' und 'tangible support' differenziert. Unter psychologischer Unterstützung (psychological support) werden affektive und emotionale Gesichtspunkte subsumiert. Instrumentelle Hilfe ('tangible support') wird in "materielle (Geld, Dienstleistungen) und informationsbezogene Unterstützung (Ratschläge, Hinweise)" (Vonderlin 1999, 82) gegliedert.

Neben dem Bildungsniveau ist die soziale Unterstützung von Bedeutung für die väterliche psychische Belastung und das Erleben der Vaterschaft nach einer extremen Frühgeburt. Gensel konnte in ihrer Dissertation belegen, dass sich das Bildungsniveau und die soziale Unterstützung vorteilhaft auf das Ausmaß psychischer Erkrankung auswirkten. So wiesen mehr Väter mit einer erhöhten psychischen Belastung, Angst oder Beeinträchtigung des seelischen Empfindens einen geringeren Schulabschluss auf. Am eindeutigsten zeigte sich dieses Ergebnis bei Vätern mit Angst. Lediglich 38,9 % der Väter mit Angstsymptomen haben Abitur. Ohne Angstsymptome haben 64,1% der Väter einen Hochschulreife-Abschluss (vgl. Gensel 2010, 50). Aus diesen Ergebnissen schlussfolgert Gensel, dass "ein höherer Schulabschluss der Väter [...] sich bezüglich der Entwicklung psychischer Symptome, Beeinträchtigung und Angst in dieser Untersuchung jedoch positiv und beschützend auf die väterliche Psyche nach der Frühgeburt des Kindes aus[wirkt]" (Gensel 2010, 50 f).

Ein protektiver Einfluss auf die väterliche psychische Verfassung konnte ebenfalls durch soziale Unterstützung nachgewiesen werden. In der Vätergruppe mit psychischer Belastung bzw. Erkrankung konnte eine geringere soziale Unterstützung aus dem Familien- und Freundeskreis identifiziert werden. Zum ersten Erhebungszeitraum dieser Untersuchung (vier Wochen nach der Geburt) konnte ein signifikanter Unterschied zwischen den Vätern mit und ohne psychische Belastung und dem Erleben sozialer Unterstützung nachgewiesen werden. 49,7% der

Väter mit psychischen Belastungen versus 88% der Väter ohne psychische Belastungen gaben eine gute bis sehr gute soziale Unterstützung an (Gensel 2010, 51). Auch in der Untersuchungsgruppe der Väter mit Angstsymptomatik, zeigte sich ein ähnliches Ergebnis. Gensel fügt die Überlegung an, dass ein möglicher Zusammenhang zwischen der Persönlichkeitsstruktur oder spezifische Verhaltensweisen der Väter mit psychischer Belastungen/Angst und der geringerer Ausprägung sozialer Unterstützung nicht geklärt werden konnte (ebd.).

2.3.2 Überblick über Betreuungs- und Kontaktmöglichkeiten für Mütter und Väter

In diesem Abschnitt werden kurz einzelne Unterstützungs- und Begleitungsangebote für Eltern frühgeborener Kinder skizziert. Neben konzeptionellen und temporären (Dauer und Zeitpunkt) Aspekten, wird die Einbeziehung der (werdenden) Väter betrachtet.

Begleitung in der Schwangerschaft

Häufig gibt es erste Anzeichen von Frühgeburtsbestrebungen in der Schwangerschaft, die von der Mutter selbst oder bei Schwangerschaftsvorsorgeuntersuchungen auffallen. Deshalb sollte die Betreuung und Unterstützung dieser Eltern idealtypisch bereits während der Schwangerschaft beginnen. Das kann z.B. durch geburtshilfliche Fachkräfte (Mediziner, Arzthelferinnen, Hebammen) erfolgen.

Tatsächlich rückten Frauen mit Frühgeburtsbestrebungen in den letzten Jahren zunehmend in den Fokus der gemeinsamen Arbeit zwischen Gynäkologen und Neonatologen. Die Ätiologie von Frühgeburtsbestrebungen wird inzwischen durch multifaktorielle Ursachen erklärt, "wobei vor allem psychosoziale Faktoren beschrieben werden" (Scheele 2010, 17). Scheele verweist in seinem Artikel "Behandlung und Betreuung von Frauen mit Frühgeburtsbestrebungen. Plädoyer für einen ganzheitlichen Ansatz" auf Risiken und Behandlungsmöglichkeiten (stationäre Behandlung, Bettruhe, medikamentöse Behandlung), die Rolle und der Einfluss des werdenden Vaters auf die Verfassung der werdenden Mutter bleiben jedoch unerwähnt. Hier bietet sich eine der frühen Möglichkeiten, um Eltern, bei deren ungeborenem Kind Frühgeburtsbestrebungen bestehen, zu begleiten und zu beraten. Im Sinne der Wirkung des 'intimate supports' (s. Kapitel 2.3.1) könnten Konzepte in der frühen Phase der Paarbegleitung konzipiert und durchgeführt werden.

Vorbereitung auf der geburtshilflichen Station

Falls es bereits vor der Geburt zu einem stationären Aufenthalt der Mutter kommt, kann den werdenden Eltern durch ein 'pränatales Konsil', durchgeführt von Neonatologen, eine Vorbereitung auf die bevorstehende Frühgeburt angeboten werden. In der klinischen Praxis werden diese häufig umgesetzt, jedoch sind selten die Väter inkludiert. Als Ursache sind zum einen aus ärztlicher Sicht eine schlecht kalkulierbare verbindliche Terminabsprache durch das akute Auftreten von Notfallsituationen zu nennen, zum anderen werden Väter bisher wenig in das Konzept pränataler Konsile einbezogen. Nach diesen Kontakten herrscht allerdings bei den Frauen oftmals eine noch größere Angst und Unsicherheit als vorher. Um dem vorzubeugen und eine positive Vorbereitung der Eltern zu erreichen, wurde an der Universitätsklinik in Leipzig das Modell 'Pränatale Elternbegleitung bei drohender Frühgeburt' mit angeschlossener Studie durchgeführt (Rothe et al. 2009, 362 ff). Mit der pränatalen Elternbegleitung soll das Ziel einer Steigerung des Selbstwertgefühls und der elterlichen Kompetenz erreicht werde. Häufig sind diese Merkmale aufgrund der unzureichenden Vorbereitung auf die frühe Geburt gering ausgeprägt.

Als konzeptionelle Grundlage liegt dem Modell zusätzlich zum Arztgespräch, ein Kontakt mit einer Kinderkrankenschwester zu Grunde, die pflegerische und organisatorische Schwerpunkte transparent macht. Neben dem Gespräch gehört zur methodischen Durchführung auch die Präsentation sogenannter 'Frühchen-Kisten'. Sie beinhalten Materialien zur medizinischen Versorgung und Überwachung wie Elektroden, Sonden, Intubationsbesteck etc. und pflegerische Utensilien wie Windeln,

Socken, Mützen, Schnuller. Damit werden die Eltern konkret auf die realen Gegebenheiten vorbereitet.

In die Interventionsgruppe wurden 24 Eltern aufgenommen, in die Kontrollgruppe 12. Aus ethischen Gründen wurde die Studie nicht randomisiert durchgeführt. Durch die Studie konnte nachgewiesen werden, dass die Eltern nach der Intervention zufriedener mit der Vorbereitung auf die Geburt sind wie in Abb. 19 veranschaulicht ist.

Es konnte außerdem nachgewiesen werden, dass es durch die Interventionsmaßnahme keinesfalls zu einer Steigerung von Verunsicherung oder Verängstigung gekommen ist. Vielmehr gaben 95,8% (n=23) der Eltern an, sich weniger Sorgen um ihr Kind zu machen (Rothe et al. 2009, 365). Nur vier Gespräche wurden mit beiden Elternteilen geführt, in denen jedoch deutlich wurde, dass die Väter einen zunehmenden Gesprächsbedarf äußerten. Dieser Aspekt soll bei der zukünftigen Planung in der Leipziger Klinik stärkere Berücksichtigung finden. Inzwischen wird das Modell des pränatalen Betreuungskonzeptes allen betroffenen Eltern an der Universitätsklinik in Leipzig angeboten.

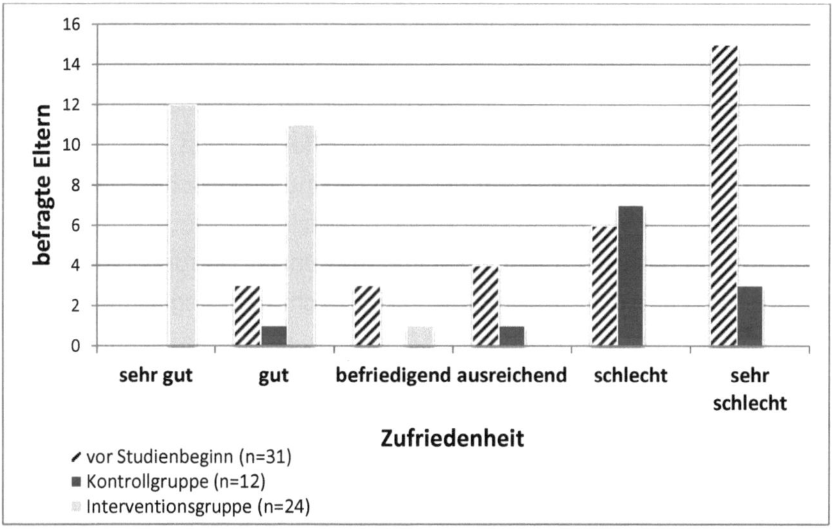

Abbildung 19: Elternzufriedenheit mit und ohne pränatale Begleitung (Rothe et al. 2009, 363).

Bereits seit 1994 besteht an der Berliner Charité (Virchow-Klinik und Charité Mitte) ein Elternberatungsangebot, welches von Kinderkrankenschwestern in Kooperation mit den behandelnden Ärzten und Hebammen durchgeführt wird. Auf Empfehlung dieser wird den Eltern ein Gespräch angeboten, um sie auf die Bedingungen auf der Neonatologischen Intensivstation vorzubereiten. Ergänzend werden den Eltern bei Bedarf Abbildungen und medizinische Materialien wie Beatmungsschläuche, Magensonden und pflegerische Materialien wie Windeln, Kleidung etc. gezeigt. Das Konzept der Elternbegleitung sieht eine Begleitung bis zur Entlassung des Kindes vor (Christ-Steckhan 2012). Auch in anderen Kliniken werden zunehmend fachliche Begleitungen für werdende Eltern angeboten, wenn das Risiko einer Frühgeburt besteht.

Psychologische Begleitung auf der neonatologischen Station

Nach der Geburt können Eltern von einer psychologischen Begleitung auf der Frühgeborenen-Intensivstation profitieren, um über ihre Ängste und Sorgen zu sprechen. Einige Eltern scheuen sich vor einer Berührung mit dem Kind oder sind erschrocken über den Anblick ihres Kindes (s.a. Kapitel 2.2.6 Wahrnehmung und Physiognomie Frühgeborener). Grundsätzlich kann eine psychologische Begleitung erheblich zur Stabilität der Eltern beitragen, die in Wechselwirkung mit der kindlichen Entwicklung stehen kann. So sind beispielsweise die Effekte durch eine intensive (Körper-) Kontaktaufnahme auf die geistige und motorische Entwicklung gut belegt. (s.a. Kap. 2.2.3). Durch eine qualifizierte Betreuung der Eltern kann ein erfolgreicher Bindungsaufbau begünstigt werden (vgl. Poets 2010b, 15). Zur akuten Krisenintervention reicht eine Begleitung auf der neonatologischen Station jedoch i.d.R. nicht aus. Eine ambulante Therapie wird jedoch von Müttern sehr selten, von Vätern nahezu gar nicht wahrgenommen (vgl. Wieg 2010, 10; Jotzko 2010, 20; Weißbrodt 2010, 39 f).

Integration der Eltern in den Stationsalltag

Eine ideale Betreuung der gesamten Familie während der stationären Behandlung des Frühgeborenen findet optimaler Weise durch ein familienzentriertes Modell wie es beispielsweise in Stockholm durchgeführt wird (s. Kapitel 2.2.3), statt. Bisher verbreitet sich eine derartige familienorientierte Betreuung nur langsam. Aber auch ohne finanziellen und erheblich höheren personellen Aufwand, lassen sich günstigere Umstände mit langfristiger Auswirkung auf die kindliche Entwicklung und die Familienentwicklung umsetzen. Dies kann z.B. durch Transparenz und Orientierung im Stationsalltag, durch Einbeziehung der Eltern in die Pflege und Versorgung ihres Kindes und durch Vermeidung von Entmündigungen der Eltern durch das Pflege- oder ärztliche Personal geschehen.

Sozialmedizinische Nachsorge

Bereits auf der Station setzt die sozialmedizinische Nachsorge nach dem Modell des 'Bunten Kreis' ein. Das Augsburger Nachsorgemodell basiert auf einer entwicklungsfördernden Pflege und einer frühen Einbeziehung von Mutter und Vater, mit dem Ziel den Übergang in die häusliche Situation zu erleichtern. Die Konzeption des 'Case Management' bildet die methodische Grundlage des Nachsorgekonzeptes, sowohl fall- als auch systembezogen. Die Eingewöhnung mit dem frühgeborenen Kind in den häuslichen Bereich erfolgt in bedarfsorientierter Begleitung durch eine erfahrene Kinderkrankenschwester. Dabei steht neben der praktischen Unterstützung auch die emotionale Entlastung im Vordergrund (vgl. Porz 2009, 9; 2010). Die Nachsorge nach dem Modell 'Bunter Kreis' ist sozialrechtlich im § 43 SGB V gesetzlich verankert. Inzwischen entstanden 40 weitere Nachsorgeeinrichtungen in Deutschland nach dem Augsburger Modell, jedoch ist noch keine flächendeckende Betreuung erreicht (s.a. www.bunte-kreise). Inzwischen konnte durch die PRIMA-Studie (Prospektive randomisierte Implementierung des Modellprojekts Augsburg, Porz 2008) ein positiver Nachweis des Augsburger Modells gezeigt werden. Es wurde eine Verbesserung in den Bereichen mütterliche Sensitivität, Mutter-Kind-Interaktion und der emotionalen Regulationsfähigkeit des Kindes nachgewiesen. Obgleich der Fokus in der Studie primär auf Mutter und Kind lagen, zeigte sich im Verlauf (letzter Erhebungszeitraum erfolgte 18 Monaten postpartal) eine weniger belastete Paarbeziehung im Vergleich mit der Kontrollgruppe (vgl. Porz 2009, 12).

Das Münchner Modell 'Harl.e.kin-Frühchen-Nachsorge e.V.' an der Harlachinger Klinik läuft seit einigen Jahren als Projekt und fokussiert die ganzheitliche Betreuung von Frühgeborenen, unter Einbeziehung sowohl medizinischer als auch sozialer Versorgung, im stationären als auch ambulanten Bereich (vgl. z.B. www.harlekin-verein). Inzwischen existiert eine Fülle von individuellen Nachsorge-Konzepten an unterschiedlichen Standorten, die hier nicht alle Erwähnung finden können.

Professionell geleitete Elterngruppen

Es gibt professionell geleitete Elterngruppen, die die Elternbetreuung bereits während des stationären Aufenthaltes aufnehmen und nach der Entlassung weiterführen. Die personelle Besetzung erfolgt meistens in multiprofessionellen Teams wie bspw. im Bremer Nachsorgemodell 'Eltern-Kind-Gruppe für Frühgeborene im SPZ' durch eine Kooperation einer Physiotherapeutin und eines Arztes, bzw. Psychologen. Ein ähnliches Modell wird im Sozialpädiatrischen Zentrum in Hannover durchgeführt, deren positive Wirkung durch eine Langzeitstudie nachgewiesen werden konnte (vgl. Wachtendorf 2009).

Da es sich hierbei um Elterngruppen handelt, sind Mütter sowie Väter einbezogen. Eine Teilnahme an den Elterngruppen ist in der Regel an eine verbindliche Zusage der Eltern gekoppelt, um eine Kontinuität der Gruppenstruktur zu gewährleisten.

Die Teilnahme von Vätern an professionell geleiteten Gesprächskreisen für Eltern frühgeborener Kinder wird allgemein seltener beobachtet. Als Ursache gelten geringere Äußerungen von Gesprächsbedarf der Väter (vgl. Weißbrodt 2010, 37 ff) und eingeschränkte zeitliche Verfügbarkeit durch die väterliche Berufstätigkeit. Die eingeschränkte zeitliche Verfügbarkeit liefert jedoch keine plausible Erklärung, da diese in der Regel tagsüber nicht zur Verfügung steht, hingegen Gesprächsangebote am

Abend wahrgenommen werden könnten. Auf weitere Aspekte männerspezifischer Therapieansätze wird im Abschnitt 2.3.3 (Bedarf an Unterstützung im Vergleich zwischen Müttern und Vätern) eingegangen.

Selbsthilfegruppen

Weitere Unterstützung können Mütter und Väter frühgeborener Kinder in nicht-professionell geleiteten Selbsthilfegruppen finden. Die Leitung erfolgt durch eine betroffene Mutter oder einen betroffenen Vater oder auch in Gruppen ohne feste Leitung. In dieser Angebotsstruktur herrscht jedoch häufig das Problem vor, die Gruppe am längerfristig fortzusetzen. Meistens ist dafür eine sehr engagierte Leitung nötig, was angesichts der täglichen, intensiven Betreuung und Fürsorge des eigenen frühgeborenen Kindes schwierig zu bewerkstelligen ist.

Im Klinikum Aschaffenburg wird ein jährliches Treffen speziell für Väter angeboten ('for Papas only'), da beobachtet wurde, dass Väter weniger Emotionen nach außen zeigten und sich jedoch eher untereinander öffneten. Dennoch ist dies kein Indiz für mangelnde Anteilnahme oder geringere Ängstlichkeit. Vielmehr wurde durch die Väterrunden deutlich, dass bei der Elternarbeit "auf die Väter oft ein viel zu geringer Fokus gelegt wird" (Wieg 2010, 10).

Der Bundesverband 'Das frühgeborene Kind' e.V. bietet eine Liste der aktuellen Selbsthilfegruppen von Eltern Frühgeborener in Deutschland und zusätzlich eine 'virtuelle Selbsthilfegruppe' als Internetforum und ein Forum Elternberatung zum Austausch für Fachleute.

Weitere Kontakte

Individuelle Kontakte, die die Bewältigung oder Verarbeitung psychisch belastender Phasen unterstützen, können durch unterschiedliche Personengruppen stattfinden. Nach Kienle et al. (2006, 108, nach Machul 2008, 20) beschreibt 'Soziale Unterstützung' "den qualitativen Aspekt von Hilfsinteraktionen zwischen Unterstützungsgeber und –empfänger, das soziale Netzwerk den quantitativen Aspekt sozialer Beziehungen". In der Kasseler Erhebung (Weißbrodt 2010, 37) zeigte sich eine ausgeprägte Häufigkeitsverteilung (mindestens 1 x pro Woche Kontakt) von interpersonalen Kontakten mit Freunden (34,3%) und mit den eigenen Eltern (28,4%). Bei den Müttern konnte im Vergleich mit den Vätern eine höhere Ausprägung der wöchentliche Kontakte nachgewiesen werden (Freunde: Mütter = 34,9 %/ Väter = 31,8%; eigene Eltern: Mütter = 32,8%/ Väter 22,7%).

Zu anderen betroffenen Eltern bestand ein monatlicher Kontakt von 34,8% (Mütter) bzw. 39,1% (Väter). Der prozentuale Anteil der Väter ist zwar höher, allerdings setzte sich die Untersuchungsgruppe im Verhältnis zu zwei Dritteln Mütter (65,2%/ n=43) gegenüber etwa einem Drittel Väter (34,9%/ n=23) zusammen. Es ist davon auszugehen, dass zu einem Großteil die Kontakte zu anderen betroffenen Eltern vom Elternpaar gemeinsam wahrgenommen wurden.

Unterstützung durch psychotherapeutische oder psychologische Behandlungen können eine sehr hilfreiche und eine vorbeugende Maßnahme im Sinne einer Sekundärprävention sein. Jedoch wird professionelle Hilfe in Form von psychotherapeutischer oder psychologischer Behandlung, wie bereits in Kapitel 2.2.3 (Verhalten und Erleben von Vätern auf der neonatologischen Intensivstation/ Psychologische Betreuung) erwähnt, von den Müttern selten, von den Vätern noch seltener wahrgenommen. Auch aus der Erfahrung lässt sich beobachten, dass insbesondere Mütter erst nach einigen Jahren nach der Frühgeburt eine Unterstützung in der Form aufsuchen. Für Väter scheint der Weg zur psychotherapeutischen Behandlung noch schwieriger zugänglich zu sein.

2.3.3 Bedarf an Unterstützung im Vergleich zwischen Müttern und Vätern

Insgesamt ist der sozialwissenschaftliche Forschungsstand im Kontext der Beratung von Männern uneinheitlich und damit wenig vergleichsfähig, außerdem noch wenig erforscht. Intensivere Auseinandersetzungen mit männerspezifischer Lebensbewältigung und Beratung begann sich erst im letzten Jahrzehnt des vergangenen Jahrhunderts zu etablieren (vgl. Stecklina/Böhnisch 2007, 219f). Einer der vier Forschungsschwerpunkte im Rahmen der männerspezifischen Untersuchungen stellen empirische Studien und Analysen zur Vaterschaft in der heutigen Zeit dar[2]. Diese beinhalten z.B. die veränderte Vateridentität und die Divergenz von Vaterschaft (ebd. 220).

Auch in der therapeutischen Behandlung psychischer Erkrankungen bei Männern steht die männerspezifische Therapie erst am Anfang und wird kontrovers diskutiert. Als Alternative zum üblichen Therapieangebot wird derzeit ein Projekt am Klinikum Wahrendorff bei Hannover durchgeführt. Unter der Leitung von Chefarzt Hettich wurde im März 2011 die erste psychotherapeutische Tagesklinik eröffnet, die ausschließlich Männer mit Depressionen betreut. In einem ZEIT-Artikel über diese Klinik heißt es "Männer sind anders depressiv als Frauen" (Schneider 2012, 36). Hettich führt aus, dass die bisherige Behandlung depressiver Männer im Kontrast zu ihren geschlechtsspezifischen Bedürfnissen stehe. Er postuliert, dass die Männer in der Therapie "lieber unter sich" (Schneider 2012, 36) sind. Ein Patient äußert, dass er vor Frauen größere Hemmungen habe, über seine Gefühle zu sprechen und sich nicht vorstellen könne, vor einer weiblichen Person sichtbare emotionale Verhalten wie Weinen zu zeigen (ebd.). Während des mehrwöchigen Behandlungszeitraumes habe er beobachtet, wie bei neuen Mitpatienten erst allmählich Verlegenheitsgesten abgebaut werden können. Er selbst brauchte mehrere Wochen, bis er in der Gruppe über seine Gefühle sprechen konnte. In der Behandlung liegt der Schwerpunkt jedoch nicht auf üblichen Therapieformen wie themenoffenen Gesprächskreisen, denn nach Hettich machen sich Männer nicht gern selbst zum Thema oder hören sich nicht gern die Probleme anderer an. Vielmehr wird mit Aktivierungsangeboten versucht, den Umgang mit Frustrationen, aber auch Freude über Erfolgserlebnisse zu vermitteln.

[2] Die drei weiteren Forschungsschwerpunkte sind a) das Verhalten von Männern gegenüber Frauen, überwiegend im Gewaltkontext, b) therapeutische Arbeitsmaterialien mit Jungen und Männern und c) Forschungsumfragen zum Selbstbildnis, sozialen Einstellungen und Genderverhalten (Stecklina/Böhnisch 2007, 220).

Dieser Ansatz kontrastiert mit der Überzeugung, dass in reinen Männergruppen ein Ungleichgewicht entsteht, so z.B. "das empathische Gegengewicht" weiblicher Patienten (Schramm, zit. nach Schneider 2012, 36). Ebenso steht einem ausschließlich für Männer konzipiertem Angebot die Annahme entgegen, dass Männer sich seltener Hilfe suchen, da dies nicht mit "den männlichen Stereotypien (...) vereinbar ist" (Berger, zit. nach Schneider 2012, 36). Bisher überwiegen in der Therapie von Depressionen geschlechtsunspezifische Therapiekonzepte. Inzwischen werden von unterschiedlichen Kur-Kliniken neben Mutter-Kind-Kuren auch Vater-Kind-Kuren angeboten. Allerdings fällt bei gründlichem Studium der Werbematerialien einiger Anbieter auf, dass auf der Titelseite Väter ausdrücklich erwähnt sind, in den weiteren Ausführungen der Broschüren jedoch häufig noch der Terminus 'Mutter-Kind' als Einheit auftaucht. Damit wird deutlich, dass ein Umdenken, nämlich Mütter und Väter in allen familiären Kontexten einzubeziehen erst am Anfang steht. Sowohl im Zusammenhang mit Bindung, Betreuung der Kinder, aber auch in Bezug auf die eigene elterliche Bedürftigkeit wird häufig (noch) primär die Mutter genannt. Um auch den väterspezifischen Erwartungen an eine Kurmaßnahme gerecht zu werden, hat beispielsweise eine Fachklinik, die seit Jahren spezielle Kurangebote für frühgeborene Kinder bereitstellt, seit 2011 explizit Väter in ihrem Konzept aufgenommen. Den Informationsmaterialien der Kurklinik ist zu entnehmen, dass sie Mutter/Vater-Kind-Maßnahmen anbieten und seit 2012 Vater/Kind-Kuren mit speziellem Sportangebot für Väter.

Im Zusammenhang mit mediengestützer Informations- und Beratungssuche sind es auch vorrangig die Mütter, die den medialen Austausch suchen. Aus den Erfahrungen virtueller Selbsthilfegruppen bestätigte eine Mitarbeiterin des Bundesverbandes "Das frühgeborene Kind" e.V. die Annahme, dass Väter eher zurückhaltend sind im Austausch mit anderen betroffenen Vätern oder Müttern. Oftmals sind es zunächst die Väter, die erste Informationen aus der Internetrecherche ziehen. Dieses Vorgehen ist plausibel, da das Internet häufig als erste und leicht zugängliche Form genutzt wird, um einen raschen Informationsgewinn zu erhalten. Auch wenn die Seriosität und Zuverlässigkeit mancher Internetquellen mit Vorsicht zu bewerten ist. Im Bereich der virtuellen Selbsthilfe wie sie beispielsweise vom Bundesverband "Das frühgeborene Kind" e.V. angeboten wird, wurde auch die Erfahrung bestätigt, dass Väter eher weniger in den gemeinsamen Austausch mit anderen Betroffenen treten und im Vergleich mit den Müttern seltener über Erfahrungen und Empfindungen im Kontext der Frühgeburt ihres Kindes sprechen.

Durch Erkenntnisse psychologischer Untersuchungen ist bekannt, dass die Verarbeitung von Problemen und Stresssituationen bei Männern und Frauen unterschiedlich verläuft. Auch ist die Rate von diagnostizierten depressiven Erkrankungen bei Frauen deutlich höher als bei Männern. Neben sozioökologischen Faktoren wird auch der hormonelle (Seemann 1997, nach Gleitman 2004, 666) und genetische Einfluss (Gleitman et al. 2004, 666) diskutiert. Auch ist ein unterschiedlicher Umgang mit Belastungsfaktoren, die zu Depressionen führen können, zwischen Frauen und Männern beobachtet worden:

> "(...) Women who are depressed dwell on their despondency, mulling over their problems and discussing them with friends, a process that may backfire and make an initial depression more likely to escalate and last longer. (...) [Men] try to distract themselves by fixating on their work or exercising unrelentingly, thus 'acting out' their distress rather than manifesting it in depression. (Nolen-Hoeksema 1987, nach Gleitman et al. 2004, 666).

Um Stress zu bewältigen suchen Männer viermal so häufig den Weg über Alkohol und Drogen (Andreasen/Black nach Gleitman et al. 2004, 666) und ziehen diese Suchtmittel einer Therapie vor.

> "(...) A major way that men act out distress is through alcohol and drugs or get 'high' than get therapy." (Gleitman et al. 2004, 666) .

Es ist anzunehmen, dass die Dunkelziffer von depressiven Erkrankungen bei Männern deutlich höher liegt. Die Bereitschaft, sich professionelle Hilfe zu suchen scheint bei Männern weniger stark ausgeprägt. Deshalb werden Depressionen bei Männern sehr viel seltener diagnostiziert.

Diese Erkenntnisse verdeutlichen die geschlechterabhängigen Copingstrategien und erklären z.T. die unterschiedliche Nutzung von Unterstützungsangeboten von Männern und Frauen.

Desweiteren scheint die Entscheidung für oder gegen ein Beratungs- oder Unterstützungsangebot, maßgeblich durch die Adressatenbezogenheit des Angebots beeinflusst zu sein. Während für Mütter die Annahme eines Angebots primär von der positiven Einflussnahme auf die kindliche Entwicklung abhängt, scheint für Väter, neben dem supportiven Einflusses auf die kindliche Entwicklung, die positive Beeinflussung der Paarbeziehung ein entscheidender Indikator zu sein.

2.4 Einfluss des Vaters

Die Beteiligung und Berücksichtigung von Vätern wurde bisher wenig in Projekten und Konzeptionen zur Intervention und Unterstützung der Eltern-Kind-Bindung von risikobelasteten Kindern beachtet. Reck postuliert, dass es sich lohnt, den Einfluss des Vaters auf die emotionale Entwicklung des Kindes zu untersuchen. Die Auswirkungen der postnatalen Depression der Mütter auf das gemeinsam Kind zu Lasten eines dysfunktionalen Interaktionsmusters zwischen dem Säugling und seiner depressiven Mutter, kann durch die Interaktion mit dem nicht-depressiven Vater abgemildert werden (Hossain et al., in Reck 2008, 4). Wie lässt sich dieses Phänomen erklären?

2.4.1 Einfluss des Vaters auf die psychosoziale Situation der Mutter

Das Verhalten von depressiven Müttern fällt häufig durch "mangelnde Responsivität, Passivität oder Intrusivität, weniger positivem bzw. negativem Affekt und ein reduziertes mimisches Ausdrucksverhalten" (Reck 2007, 327) auf. Außerdem wird in der Fachliteratur auf einen Mangel an Empathie und emotionaler Verfügbarkeit hingewiesen. Depressiven Müttern fällt es oft schwer, die kindlichen Signale wahrzunehmen, zu interpretieren und angemessen auf sie zu reagieren. D.h. sie reagieren mit einem zeitlichen Abstand, in überstimulierender, mangelnder oder vermeidender Interaktion auf sie. In Forschungsuntersuchungen konnte nachgewiesen werden, dass depressive Mütter ihre Kinder negativer wahrnehmen als andere Personen aus ihrer Umwelt. Die Mutter-Kind-Interaktion wird nachhaltig ungünstig beeinflusst. Nach der aktuellen Forschungslage wird angenommen, "dass depressive Symptome eine Einschränkung der mütterlichen Fähigkeit zur interaktiven Regulation kindlicher Affektzustände zur Folge haben können" (Campell et al. 1997, Diego et al. 2002, nach Reck 2007, 327). Auf Seiten des Kindes kann dies mit "einer höheren Irritabilität, geringeren selbstregulatorischen Fähigkeiten und einer unsichereren Bindung einhergehen" (ebd.). Durch Erkenntnisse aus Studien (Pleck 1997/ Hossain 1994, nach Reck 2009) ist anzunehmen, dass sich Väter in höherem Maße um ihre Kinder kümmern, wenn die Mutter aufgrund der psychischen Erkrankung stark belastet ist und dysfunktionale Verhaltensmuster erkennbar sind. Diese Verhaltensmuster, die in einer Mutter-Kind-Beobachtung untersucht wurden, treten nicht in der Interaktion zwischen Vater und Kind auf. In einer weiteren Studie (Grube 2004, nach Reck 2009) wurde die Paarbeziehung zwischen Männern und ihren nach der Geburt psychisch erkrankten Frauen untersucht. Es zeigte sich, dass Frauen, die Unterstützung durch ihre Männer erfahren haben, signifikant kürzere stationäre Aufenthalte in Kliniken verbrachten. Es sind also "sowohl die Psychopathologie des Lebenspartners als auch die innerfamiliären Beziehungen" von wesentlicher Bedeutung für Mutter, Vater und Kind. Diese Erkenntnisse wurden u.a. von der Allgemeinpsychiatrie der Heidelberger Universitätsklinik zum Anlass genommen Väter und andere Familienmitglieder in die Behandlung einzubeziehen, z.B. in Paar- oder Familientherapie. Außerdem werden Väter mit ihren Kindern einbezogen und es wurde eine Vätergruppe eingerichtet. In einer Vätergruppe wird erkrankten Vätern und Partnern betroffener Mütter Unterstützung angeboten. Auch über den Klinikaufenthalt hinaus kann eine Nachbetreuung in der häuslichen Umgebung indiziert sein und durch ein 'Mobiles Bezugspersonensystem' umgesetzt werden.

Bei mehr als 60% der Frauen mit postpartalen psychischen Erkrankungen traten bereits Symptome in der Schwangerschaft auf, die jedoch nicht behandelt wurden. Aufgrund der Erkenntnis, dass sich die Symptome der psychischen Erkrankung bereits auf die Beziehung zum ungeborenen Kind auswirken können, wird in Kooperation mit der Frauenklinik der Universitätsklinik Frankfurt seit 2008 ein präventives Modell durchgeführt. Das Behandlungsangebot beginnt bereits in der Schwangerschaft und soll sich positiv auf den Schwangerschafts- und Geburtsverlauf auswirken (vgl. Reck 2009).

Postpartale Erkrankungen der Mutter werden leider häufig gar nicht oder erst spät diagnostiziert. Die Versorgung von Mutter, Vater und Kind bildet in Deutschland leider noch die Ausnahme. Aufgrund einer häufig hochbelasteten Schwangerschaft und einer nachgeburtlichen Phase, sind Mütter frühgeborener Kinder eine besonders vulnerable Patientengruppe für postpartale Erkrankungen. Um sowohl der Mutter Entlastung während der akuten Phase der psychischen Erkrankung zukommen zu lassen als auch den Kindern ein funktionales Interaktionsmuster anzubieten, kommt den Vätern frühgeborener Kinder mit postpartalen psychischen Erkrankungen der Mutter eine hohe Bedeutung zu.

2.4.2 Väterlicher Einfluss auf die kindliche Entwicklung

Die jüngere Väterforschung erkannte, dass bereits die Vater-Kind-Interaktion in der Säuglingszeit einen großen Einfluss auf die Entwicklung sozialer Kompetenzen beim Säugling hat (vgl. Kindler/Grossmann 2008, 240 ff). Studien zeigen, dass Väter ebenso wie Mütter, über eine frühe intuitive Interaktion im Sinne einer früh vorhandenen, universellen Fähigkeit verfügen. Untersuchungsmerkmale der aufgeführten Studie (Papoušek/ Papoušek 2002, in Ahnert 2008, 246) waren

- Erkennen des eigenen Neugeborenen
- Reaktionen auf vokale Äußerungen
- Einstimmung auf emotionale Verfassung.

Es konnte eine kulturübergreifend große Übereinstimmung mütterlicher und väterlicher Fähigkeiten nachgewiesen werden (Papoušek, M 1987, in Kindler/Grossmann 2008, 246). Kindler/Grossmann räumen jedoch ein, dass die entsprechenden Stichproben unterschiedlicher Studien gering waren und auf Freiwilligkeit basierten. Somit ist keine Verallgemeinerung möglich. Kindler publizierte 2002 eine umfassende Langzeitstudie über das väterliche Fürsorgeverhalten und die sozioemotionale Entwicklung von Kindern. Er fand "Hinweise auf eine größere Bedeutung der Erfahrungen mit dem Vater für Jungen und Mädchen mit einer in der Kindheit unsicheren Qualität der Bindungen an die Mutter" (Kindler 2002, 190). Damit wird die frühe Bedeutung des Vaters, besonders in Verbindung mit mütterlichen Bindungsauffälligkeiten hervorgehoben.

In der klinischen Bindungsforschung stellen frühgeborene Kinder unter den Risikogruppen die größte Untersuchungsgruppe dar (Kißgen 2012). Erhebungen zur Bindung frühgeborener Kinder beschränken sich bisher ausschließlich (noch) auf die Kind-Mutter-Bindung. So wurde auch in einer größeren britischen Längsschnittuntersuchung zum Bindungsverhalten Frühgeborener (Frühgeborene n= 90, Kontrollgruppe n=105) das Bindungsverhalten von Frühgeborenen untersucht (Wolke 2005). Es erfolgten zu sechs Messzeitpunkten verschiedene Datenerhebungen. Außer Elterninterviews an fünf Messzeitpunkten beschränkten sich die Erhebungsmethoden vorrangig auf die Beurteilung der Mutter-Kind-Interaktion oder die Entwicklung des Kindes. Als Teilergebnis konnte bei 33% frühgeborener Kinder und bei nur 17% termingerecht Geborener ein desorganisiertes Bindungsverhalten gefunden werden. Dies führt Wolke jedoch nicht auf ein weniger einfühlsames Elternverhalten zurück, sondern interpretiert dies als "Komplikation der erhöhten Entwicklungsverzögerung bei sehr Frühgeborenen" (Wolke 2005, 1). Aufgrund der bisher maßgeblich auf die Mutter-Kind-Bindung bezogenen Erhebungen und der bislang widersprüchlichen Befundlage zur Bindungsqualität von Vätern Frühgeborener hat Kißgen 2010 an der Universität zu Köln die erste Forschungsstudie zur Bindung frühgeborener Kinder an ihre Väter abgeschlossen. Es handelt sich um eine Forschungskooperation zwischen der Humanwissenschaftlichen und der Medizinischen Fakultät. In der Untersuchung (Frühgeborene: n=24, Reifgeborene: n= 27) zeigte sich mit 12 Monaten kein signifikanter Unterschied bzgl. der Bindungsqualität der Kinder an ihre Väter. Als Kausalzusammenhänge werden väterlicherseits eine hohe Feinfühligkeitskompetenz trotz der Risikobelastung der frühgeborenen Kinder und auf Seiten der frühgeborenen Kinder mögliche Resilienzfaktoren diskutiert (Kißgen 2012). Eine Veröffentlichung der Forschungsergebnisse ist für 2012 geplant.

Auch Kinder aus Hochrisikofamilien (Familien mit multiplen Risiken, z.B. sozioemotionalen, psychosozialen Problemen) können positive Entwicklungsverläufe nehmen, wenn protektive Faktoren vorliegen wie bspw. supportives Verhalten der Väter. Die protektive Wirkung der Eltern-Kind-Interaktion ist nicht auf die Mutter-Kind-Beziehung beschränkt, sondern lässt sich ebenso für die Vater-Kind-Beziehung nachweisen (Laucht/ Schmidt 2010, 353 f). In der Mannheimer Risikokinderstudie (Forschungsstudie am Mannheimer Zentralinstitut für Seelische Gesundheit) wurde der Einfluss väterlicher Supportivität anhand standardisierter Verhaltensbeobachtung untersucht. Es zeigte sich, dass Kinder, die unter gleichsam schwierigen Lebenssituationen aufwuchsen, mit elf Jahren weniger emotionale Probleme zeigten (ebd.). Die Mannheimer Studie bezieht sich in erster Linie auf psychosozial benachteiligte Familie, es ist jedoch anzunehmen, dass unterstützendes Verhalten des Vaters (hier: häufige Ermunterung und Förderung im Spiel) einen vergleichbaren Einfluss auf frühgeborene Kinder haben könnte. Eindeutige Untersuchungen stehen z.Zt. noch nicht zur Verfügung (s.u.).

Im 'Ulmer Modell' wurde federführend durch Brisch eine psychotherapeutische Krisenintervention entwickelt. Bestandteil des Modells sind psychotherapeutisch geleitete Elterngruppen, Einzelpsychotherapie, Hausbesuche und videogestützte Feinfühligkeitstrainings für Mütter und Väter. Ziel des Modellprojekts ist es, die Eltern in ihrem Bewältigungsprozess zu unterstützen und die Eltern-Kind-Bindung positiv zu beeinflussen (vgl. Brisch 2010, 27). Besonders die Väter sollen befähigt werden, "ihre Partner[innen] emotional zu begleiten und sich aufgrund der erlebten

Forderung und Überforderung nicht aus der Partnerschaft zurückzuziehen" (ebd., 28).

In einer Züricher Studie mit longitudinalem Ansatz wurde unter der Leitung von Wyl, die Auswirkung der väterlichen Interaktion und ihr Einfluss auf die kindliche Entwicklung auf Frühgeborene untersucht. Im Fokus standen die Hypothesen:

- Väter Frühgeborener haben in den ersten Monaten oft einen besseren Zugang zum frühgeborenen Säugling.
- Väter Frühgeborener vermitteln zwischen Müttern und Kindern und beeinflussen die Mutter-Kind-Interaktion positiv.
- Im Vergleich mit Vätern Reifgeborener, weisen Väter von Frühgeborenen eine qualitativ bessere Vater-Kind-Interaktion auf.
- Das Stresserleben der Geburt ist für Väter frühgeborener Kinder höher als bei Vätern Reifgeborener, jedoch niedriger als bei ihren Partnerinnen.

Als Teilprojekt dieser Studie wertete Studer die Qualität der Vater-Kind-Interaktion von Frühgeborenen im Vergleich zur Mutter-Kind-Interaktion Frühgeborener und im Vergleich zur Vater-Kind-Interaktion Termingeborener aus. Das Geburtserleben der Eltern wurde mit dem SIL-ger-Score (=Salmon's Item List; Fragebogen zur Erfassung des multidimensionalen Geburtserlebens) erfasst und die Mutter- bzw. Vater-Kind-Interaktion mit dem CARE-Index (beziehungsorientiertes Verfahren, das die Feinfühligkeit im dyadischen Kontext beschreibt) beurteilt. Durch diese Erhebung konnte nachgewiesen werden, dass sich die Vater-Kind-Interaktion weder von der Mutter-Kind-Interaktion Frühgeborener noch von der Vater-Kind-Interaktion Reifgeborener signifikant unterschied (Studer 2011, 57). In der Untersuchung Studers konnten außerdem keine Anzeichen einer depressiven oder posttraumatischen Problematik identifiziert werden, auch wenn diese die Geburt wesentlich stressvoller erlebt haben als Väter der Kontrollgruppe (ebd.).

Im Kontext frühgeborener Kinder gewinnt der Aspekt der Unterstützung der Mutter durch den Vater zusätzlich an Bedeutung, da besonders in den ersten Lebenstagen häufig die Mutter als Bindungsperson durch gesundheitliche Einschränkung (Kaiserschnitt, Schwangerschaftsvergiftung, andere u.U. lebensbedrohliche Umstände etc.) nicht oder nur eingeschränkt zur Verfügung steht. Ein zusätzliches Risiko stellt das Ereignis der Frühgeburt für die Mutter in Korrelation mit einer postpartalen Depression dar. Besonders unter Berücksichtigung dieser Konstellation muss die Interaktion mit dem nicht-depressiven Vater und seinem Einfluss auf das mütterliche Verhalten zukünftig stärkere Berücksichtigung finden.

3 Diskussion

Aus der wissenschaftlichen Auseinandersetzung mit dem Themenkomplex von Vätern frühgeborener Kinder im familiären Kontext ergeben sich folgende Überlegungen:

Der Rolle des werdenden Vaters kommt bereits während der Schwangerschaft der Mutter eine besondere Bedeutung zu!

Bindungsbasierte Ansätze weisen darauf hin, dass bereits vor Eintritt der Schwangerschaft verschiedene Beziehungsaspekte (psychische Belastung, psychiatrische Erkrankungen, Bindungsstörungen etc.) einen Einfluss auf das spätere elterliche Verhalten haben kann (vgl. z.B. Brisch 2009, 142ff). Studer weist in Bezug auf die Rolle des Vaters bei einer Frühgeburt auf eine amerikanische Studie (Gosh/ Wilhelm/ Dunkel-Schetter/ Lombardi/ Ritz 2010, nach Studer 2011, 14), die aufzeigt, "dass mangelnde väterliche Unterstützung bereits während der Schwangerschaft ein Risiko für eine Frühgeburt darstellen kann" (ebd.). Diese Überlegungen sollen nicht zu einer frühzeitigen Pathologisierung von Paarbeziehungen werdender Eltern führen, zeigen aber auf, dass es sich lohnt die Bedeutung der werdenden Väter zu betonen. Der protektive Einfluss werdender Väter scheint bisher unterschätzt und kann bereits während des Schwangerschaftsverlaufes stärker einbezogen werden, insbesondere, wenn Anzeichen einer psychischen Belastung oder Anzeichen einer drohenden Frühgeburt erkennbar sind. Auch postpartale Untersuchungen bestätigen, dass die Unterstützung der Mutter durch den Vater den größten Einfluss auf das Befinden der Mutter hat (Vonderlin 199, 86).

Der Anpassungsprozess auf die bevorstehende Elternschaft von früh- bzw. reifgeborenen Kindern ist nicht vergleichbar!

Es lässt sich erkennen, dass die unterschiedlichen, teilweise kritischen Phasen vor und während der Schwangerschaft und Geburt, sowie die emotionale, soziale und psychische Situation von Eltern reifgeborener und frühgeborener Kinder, erheblich differieren und nicht vergleichbar sind. Modelle zum Übergang von der Paarbeziehung zur Elternschaft wie von Gloger-Tippelt beschrieben (s. Kap. 1.2 Von der Dyade zur Triade), treffen auf weitgehend unkompliziert verlaufende Schwangerschaften zu und können daher für frühgewordene Eltern nur eine unzureichende Erklärung bieten. Aufgrund der verkürzten Schwangerschaft fehlen wesentliche Entwicklungsschritte. Eine Adaptation an das neue Lebensmodell muss unter erheblich kürzeren Zeiträumen stattfinden und hinterlässt häufig traumatische Zustände mit langwierigen Folgen. Durch die verkürzte Schwangerschaft bleibt der Anpassungsprozess für beide Eltern unvollständig. Die gesundheitlichen Umstände der werdenden Mütter machen häufig einen stationären Aufenthalt unumgänglich. Dadurch tritt eine weitere Verknappung gemeinsamer Zeit und damit eine geringere Vorbereitungszeit auf die zukünftige Elternschaft ein.

<u>Die Vorbereitung auf die Physiognomie Frühgeborener kann einen günstigen Einfluss auf den Bondingprozess nehmen!</u>

Verschiedene Gespräche mit Eltern aus dem klinischen Alltag und aus der Literatur zeigen, dass Eltern Frühgeborener einen erschwerten Zugang aufgrund des Aussehens ihres frühgeborenen Kindes haben können. Vielen Eltern kann es daher helfen, zu wissen, dass es zunächst eine physiologische Reaktion ist, anders auf das Aussehen eines Frühgeborenen Kindes im Vergleich zu einem properen Neugeboren zu reagieren. Die Physiognomie des Frühgeborenen passt nicht in das Kindchenschema (s. 2.2.6). Dieser Anpassungsprozess kann unterstützt werden, indem die Eltern z.B. durch Fotos anderer Frühgeborener Kinder oder durch schematische Zeichnungen auf das Aussehen vorbereitet werden. Durch den Bundesverband 'Das frühgeborene Kind' e.V. können jährlich Kalender mit Abbildungen von Frühgeborenen bezogen werden oder auch Fotobücher, Verlaufskollagen oder einfache Mappen mit Portraits können unterstützend wirken. Für Geschwisterkinder von Frühgeborenen existieren bereits einige Bücher über den stationären Ablauf auf einer Frühgeborenen-Intensivstation. Anhand der Illustrationen in den Kinderbüchern können die Geschwisterkinder leichter auf die Physiognomie Frühgeborener und die stationären Gegebenheiten vorbereitet werden.

Begleitete Besuche auf der neonatologischen Intensivstation sind hilfreich für Paare die von Frühgeburtlichkeit bedroht sind!

Das Leipziger Modell der Elternbegleitung zeigt beispielsweise, dass werdende Eltern durch vorbereitende Maßnahmen auf die Bedingungen einer neonatologischen Intensivstation nicht mit stärkerer Verunsicherung reagieren. Eine intensivere Einbeziehung der Väter wurde bereits als Ergebnis des Leipziger Modells von Rothe et al. (2009) benannt (s. Kap. 2.3.2 Überblick über Betreuungs- und Kontaktmöglichkeiten für Mütter und Väter). Auch begleitete Besuche auf der neonatologischen Intensivstation vor der Geburt des Kindes können Eltern auf die Frühgeburt ihres Kindes vorbereiten und den Anpassungsprozess erleichtern. Begleitete Besuche auf der neonatologischen Intensivstation bieten den Vorteil, dass sie den Eltern eine erste Orientierung vermitteln und das auftretende Fragen zu stationären Abläufen und Gegebenheiten direkt bei der Begehung beantwortet werden können.

Bei der frühen Einbeziehung des Vaters muss auf einen feinfühligen Umgang mit den Schuldgefühlen der Mutter geachtet werden!

Durch einen intensiven Erstkontakt des Vaters mit dem Frühgeborenen, kann es zur Verstärkung von Gefühlen wie Versagen und Inkompetenz auf Seiten der Mutter kommen. Diese Affekte herrschen ohnehin bei Müttern frühgeborener Kinder vor, denn sie sind von starken Selbstzweifeln geprägt und fühlen sich verantwortlich für das frühzeitige Ende der Schwangerschaft. Besonders häufig tritt dies auf, wenn aus mütterlicher Indikation (Präeklampsie, akute Erkrankungen oder Operationen etc.) die Frühgeburt eingeleitet werden muss. Daraus folgt, dass dem Vater bewusst gemacht werden sollte, dass diese Schuldgefühle bei seiner Frau auftreten können und eine entsprechende Unterstützung stattfinden kann. Aus diesem Grund ist es wichtig, dass der Vater die Verbindung zwischen Mutter und Kind herstellt, jedoch unter feinfühliger Einbeziehung und Stärkung der Mutter. Die familienorientierte Betreuung frühgeborener Kinder und ihren frühgewordenen Eltern wie sie z.B. in Stockholm umgesetzt wird, bietet Bedingungen, die den Bindungsaufbau von Eltern und Kind sinnvoll unterstützen.

Die Copingstrategien und Inanspruchnahme von unterstützenden Maßnahmen variieren geschlechtsspezifisch deutlich!

Mütter nehmen in erheblichem größerem Umfang Angebote wie Gesprächskreise, Selbsthilfegruppen und andere Austauschmöglichkeiten wahr. Dies ist am ehesten auf unterschiedliche geschlechtsspezifische Bedürfnisse bei der Verarbeitung psychisch belastender Prozesse zurückzuführen. Ob daraus zukünftig mehr geschlechtsspezifisch ausgerichtete Angebote entstehen oder ob Väter generell andere intrapersonelle Verarbeitungsmöglichkeiten nutzen, scheint derzeit noch ungenügend erforscht. Mögliche Varianten sind z.B. vermehrt betroffene Väter als Ansprechpartner zu gewinnen, männliche psychologische Begleitung, väterspezifisch ausgerichtete Therapiekonzepte auf Station etc.

Eltern Frühgeborener verfügen über individuelle Kompetenzen im Bewältigungsprozess!

Es darf nicht außer Acht gelassen werden, dass Eltern intuitiv über verschiedenartige wirkungsvolle Bewältigungsstrategien und –kompetenzen verfügen. So spielen neben der Verfügbarkeit entsprechender Angebote weitere Umstände wie die persönliche Bindungsrepräsentation, biografische Vorerfahrungen, soziale und somatische Aspekte und andere Schutz- und Risikofaktoren eine einflussreiche Rolle.

Demzufolge lassen sich durch die hohe individuelle Ausprägung im Bewältigungskontext nach einer Frühgeburt nach derzeitiger Forschungslage keine verallgemeinernden Empfehlungen für alle frühgeborenen Väter ableiten.

Lassen sich aus der Klassifizierung neuer Vaterschaftskonzepte weitere Erkenntnisse ableiten?

Die Klassifizierung sogenannter neuer Vatertypen wirft die Frage auf, ob die Erkenntnisse der Vaterschaftsforschung einen Einfluss auf verschiedene andere Betreuungskonzepte haben können. Ist beispielsweise der egalitäre Vatertyp aufgrund seines positiven Vater-Kind-Verhältnisses und seinem großen Engagement in der väterlichen Rollenausübung besonders zugänglich für Beratungsangebote? Möglicherweise kann aus den Erkenntnissen eine Modifikation bestehender Angebote vorgenommen werden. Desweiteren stellt sich die Frage, ob durch bestimmte bedeutende Lebensumstände wie eine Frühgeburt, eine Änderung des Vatertypus herbeigeführt werden kann. Welche Einflüsse wirken sich prägend auf das Vaterschaftskonzept aus?

Eine weiterführende Therapieoption könnte die Erkenntnis liefern, ob sich ein Vatertypus besonders günstig im Kontext depressiver Erkrankungen auswirkt. Gibt es Vatertypen, die den Verlauf einer postpartalen Depression positiv beeinflussen oder sich bei psychiatrischer Erkrankung der Mutter günstig auf die Entwicklung oder Bindung des frühgeborenen Kindes auswirkt?

Es lohnt sich bestehende Konzepte zu überdenken!

Die meisten Angebote zur Unterstützung werden zum einen viel zu selten präventiv angeboten und beziehen zum anderen häufig nicht beide Eltern mit ein. Die Einbeziehung von Vätern, besonders während der Schwangerschaft und bei postpartalen Depressionen der Mütter, stellt bisher eine Ausnahme dar, hat aber wie bereits dargestellt einen erheblichen Einfluss (s. Kapitel 2.3.1). Schon in der Schwangerschaft kann durch eine informelle und beratende Begleitung verschiedener Berufsgruppen (z.B. Gynäkologen, Pädiater, Sozialpädagogen, Psychologen) unter Einbeziehung beider Elternteile eine Entlastung oder Vermeidung ausgeprägter psychischer Belastung erfolgen. Wäre werdenden Eltern, die von Frühgeburtlichkeit bedroht sind bewusst, dass die Adaptation an die Elternschaft in verschiedenen emotionalen Phasen verläuft und dass bei einer zu frühen Geburt diese unvollständig ist, kann viel mehr Verständnis für die eigene psychische Befindlichkeit erwartet werden.

Es lassen sich (noch) keine einheitlichen Schlüsse aus dem Vergleich von Paarbeziehungen und Frühgeburtlichkeit gewinnen!

In der mehrfach zitierten Kölner Pilotstudie (Heinen et al. 2006) kommen die Autoren Kühn, Klose und Dittrich bezogen auf die Paarbeziehung zu unterschiedlichen Ergebnissen. Kühn führte eine Befragung zur elterlichen Partnerschaft und Beziehung zum Kind in der retrospektiven Bewertung von Vätern frühgeborener Kinder durch (s. Kapitel 2.2.5) und fand eine Minderung der Beziehungsqualität, sowohl bei Vätern Frühgeborener als auch Reifgeborener (Kühn 2006, 154 ff). Dem gegenüber steht die Aussage von Dittrich (Dittrich 2006, 67), die eine Zunahme der Paarzufriedenheit ermittelt hat. Sie untersuchte die Entwicklung der Partnerschaft von der Geburt bis zu zwölf Monaten nach der Entlassung. Auch Klose fand eine Steigerung der Beziehungsqualität und konnte keinen Unterschied zwischen Vätern frühgeborener und termingerecht geborener Kinder finden (Klose 2006, 149). Sie untersuchte das väterliche Erleben der Beziehung zur Partnerin seit der Geburt.

Es wird deutlich, dass sich Aussagen über einzelne Kollektive machen lassen wie in der Kölner Studie erfolgt ist, jedoch keine verallgemeinernende Aussagen zur Entwicklung der Paarqualität und –intensität nach einer Frühgeburt möglich sind. Die Entwicklung der Paarbeziehung ist jeweils sehr individuell und abhängig von weiteren Faktoren als der Frühgeburt des Kindes. Darunter fallen beispielsweise sozioökonomische und psychische Einflüsse.

In der Erforschung der Väter im Kontext der Geburt und im Besonderen der Frühgeburtlichkeit eröffnen sich vielfältige Forschungsperspektiven!

Die bisherigen Forschungsstudien zu Vätern frühgeborener Kinder in Deutschland weisen häufig in quantitativen Forschungsverfahren geringe Stichprobengrößen auf (Zellgrößen von 5 und kleiner) und lassen somit keine signifikanten Zusammenhänge oder Übertragungen auf andere

Kollektive zu. Erfreulicherweise liegen erste Forschungsergebnisse zum Schwerpunkt väterliches Erleben und Bedürfnisse nach einer Frühgeburt vor oder sollen demnächst veröffentlicht werden.

Auch wenn die Pilotstudie über Väter frühgeborener Kinder von Heinen et al. (2006) teilweise widersprüchliche Ergebnisse hervorgebracht hat, so stellt sie doch einen wesentlichen Beitrag in der Forschung über Väter Frühgeborener dar. Aufgrund weniger theoretischer Vorannahmen hat sie explorativen Charakter, aus dem sich weitere Forschungsfragen ableiten lassen. Aus diesen Erkenntnissen und den bisherigen Veröffentlichungen generieren sich folgende Forschungsaspekte:

- In den letzten Jahren sind einige Untersuchungen über postpartale Bindungsstörungen durchgeführt worden, auch erste unter Einbeziehung des Vaters (z.B. Reck 2009). Weiterführende Fragen richten sich an präkonzeptionelle und präpartale Einflüsse des werdenden Vaters auf die Mutter als auch Einflüsse der Mutter auf den werdenden Vater.
- Die Elternschaft nach reproduktionsmedizinischen Maßnahmen und einer Frühgeburt stellt meiner Ansicht nach eine besonders vulnerable Konstellation dar. Durch Untersuchungen mit longitudinalem Ansatz könnten neue Erkenntnisse zur Unterstützung dieser Elterngruppe liefern, besonders in Hinblick auf Stärkung der elterlichen intuitiven Kompetenz.
- Bezüglich der Beziehungsqualität von Paaren frühgeborener Kindern nehmen spezifische Faktoren einen bedeutenden Einfluss. In retrospektiven Studien zur Beziehungsqualität bieten sich weitere Erhebungskriterien an wie Dauer der elterlichen Beziehung vor der Geburt, Alter der Eltern, sozio-ökonomischer Status, zeitliche Dauer bis zur Erfüllung des Kinderwunsches, Konzeptionsmodalitäten, vorangegangene Fehlgeburten u.a.

Außerdem bleiben bisher viele väterspezifische Aspekte unbeantwortet, da bei bisherigen Untersuchungen zur Frühgeburtlichkeit der Fokus auf der mütterlichen Situation lag und weniger den gesamtfamiliären Kontext berücksichtigte. Auch wenn sich aus dem aktuellen wissenschaftlichen Hintergrund nicht zwingend ein deutlicher Beratungsbedarf für Väter abzeichnet, so ist doch durch die bisherige Forschung deutlich geworden, welche Bedeutung den Vätern im Kontext einer Frühgeburt zukommt.

Viele Fragen sind noch ungeklärt, die ein breites Forschungsspektrum eröffnen. In der theoretischen Auseinandersetzung und der praktischen Umsetzung sollte der Schwerpunkt grundsätzlich immer die Väter frühgeborener Kinder als Teil des gesamten Familiensystems einbeziehen, aber auch die kulturelle Herkunft sowie individuellen Bedürfnisse und Kompetenzen berücksichtigen.

4 Zusammenfassung

Familien gelten als die älteste Institution einer Gesellschaft. Ihre strukturellen Formen und Aufgaben haben sich im Verlaufe der Jahrhunderte erheblich verändert. Die familiären Veränderungsprozesse wurden im Wesentlichen durch einen soziodemografischen und soziokulturellen Gesellschaftswandel indiziert. Aktuell ist eine polare Rollenverteilung von Müttern und Vätern weitgehend aufgehoben. D.h., dass vormals geschlossene System von Mutter und Kind ist aufgelockert und Väter sind in stärkerem Maße in die Pflege und Erziehung der Kinder einbezogen. Ende des letzten Jahrhunderts wurde der Begriff der 'Neuen Väter' geprägt. Zahlreiche wissenschaftliche und populäre Veröffentlichungen widmeten sich diesem Thema. In zahlreichen Untersuchungen wurde versucht, eine Klassifizierung unterschiedlicher Vätertypen zu entwickeln.

Die Entwicklung von der Paarbeziehung (Dyade) zum familiären Beziehungsdreieck (Triade) stellt eine tiefgreifende biografische Veränderung dar. Der Übergang zur Elternschaft verläuft bei einer unkomplizierten Schwangerschaft in unterschiedlichen Phasen, die auf die Geburt vorbereiten. Ein anschauliches Phasenmodell hat Gloger-Tippelt 1985 entwickelt.

Bei Eltern frühgeborener Kinder ist der Anpassungsprozess aufgrund der frühen Geburt deutlich verkürzt. Nachfolgend kann es zu langandauernden traumatisierenden Prozessen kommen. Während das Erleben und Bewältigung der Frühgeburt von Müttern mehrfach wissenschaftlich publiziert wurde (z.B. Vonderlin 1999, Sarimski 2000), stellt der psychodynamische Bewältigungsprozess der Väter ein wenig erforschtes Gebiet dar. Väterliches Gefühlserleben während der Schwangerschaft wurde bisher hauptsächlich von der psychoanalytischen Wissenschaft aufgegriffen (Gambaroff 1990). Das väterliche Erleben während der Geburt wurde allgemein bearbeitet (z.B. Schäfer et al. 2008), im Kontext einer Frühgeburt wurde es im Rahmen einer Pilotstudie der medizinischen und heilpädagogischen Fakultät der Universität Köln als Teilstudie berücksichtigt. Die Stichproben waren allerdings gering und lassen nur eingeschränkt Verallgemeinerungen zu. Durch ihren explorativen Charakter hat diese Pilotstudie einen wichtigen Beitrag in der wissenschaftlichen Bearbeitung über Väter frühgeborener Kinder geleistet. Eine Untersuchung von Studer (2011) zur Vater-Kind-Interaktion bei Frühgeborenen, konnte weder im Vergleich zur Mutter-Kind-Interaktion noch zur Vater-Kind-Interaktion Termingeborener signifikante Unterschiede nachweisen. Während des stationären Aufenthalts des Kindes bildet der Vater im triadischen Sinn ein wesentliches Bindeglied zwischen Mutter und Kind, besonders dann, wenn die Mutter selbst noch medizinischer Betreuung bedarf. Um bei den Müttern Gefühle wie Inkompetenz, Versagen oder Schuld nicht zu verstärken ist ein sensibler Umgang bei der Einbeziehung in die frühe Pflege und Versorgung des frühgeborenen Kindes auf der Station nötig. Bedeutende Maßnahmen zur Unterstützung der Interaktion und des Bindungsaufbaus zwischen Vater, Mutter und Kind während der Klinikphase sind eine entwicklungsfördernde Pflege (z.B. nach Heidelise Als), familienorientierte Frühgeborenenmedizin (z.B. nach dem Stockholmer Modell nach Westrup) und eine psychologische Betreuung.

Nach der Entlassung aus der Klinik sind intra- und interpsychische Stressbewältigungsstrategien von erheblicher Bedeutung und sind eher individuell als geschlechterspezifisch ausgeprägt. Festzustellen ist jedoch, dass Väter einen bedeutenden positiven Einfluss auf die Mutter-Kind-Beziehung bei postpartalen psychischen Erkrankungen der Mutter haben. Der günstige Einfluss von Vätern auf die Entwicklung des frühgeborenen Kindes kann durch eine psychotherapeutische Begleitung (z.B. nach dem Ulmer Modell nach Brisch) unterstützt werden. Auch weitere Untersuchungen (z.B. nach Laucht/Schmidt) weisen auf das supportive Verhalten der Väter mit protektiver Wirkung bei Hochrisikofamilien hin. Eine Studie von Studer mit longitudinalem Ansatz untersuchte die Auswirkungen der Vater-Kind-Interaktion bei Frühgeborenen im Vergleich mit den Müttern Frühgeborener als auch im Vergleich mit Vätern Reifgeborener. Im Vergleich mit den Müttern stellte sich bei den Vätern eine ebenso ähnliche Sensitivität im Umgang mit den Säuglingen dar.

Auch im Vergleich mit den Vätern Termingeborener konnten keine signifikanten Unterschiede in der Interaktion mit dem Säugling nachgewiesen werden.

Zusammenfassend gilt den Vätern frühgeborener Kinder besondere Aufmerksamkeit. Zum einen, da sich Vaterschaft im Verlauf der letzten Jahre erheblich verändert hat und zum anderen, weil die besondere Bedeutung des Vaters im Kontext einer Frühgeburt wichtige Erkenntnisse für den Umgang und die Betreuung von Eltern und ihren frühgeborenen Kindern liefert. Die aktuellen Erkenntnisse unterstreichen somit die einflussreiche Bedeutung der Väter im familiären Gesamtkontext zwischen Stabilisierung der Familie und Bewältigung nach einer Frühgeburt.

Glossar

Ätiologie	Ursache einer Erkrankung
Andrologie	medizinisches Fachgebiet der männlichen Fortpflanzungsfunktionen
Bonding(-prozess)	Begriff aus der Bindungstheorie, der den ersten bindungsstiftenden Kontakt der Mutter gegenüber ihrem Neugeborenen beschreibt
Gestation	Zustand zwischen Eintritt der Schwangerschaft und Geburt
Gestationsalter	Reifealter des Neugeborenen
Fertilität	Fruchtbarkeit
Känguru-Methode	direkte Haut-auf-Haut-Lagerung des Neugeborenen auf der Brust von Mutter oder Vater, ursprünglich aus einer Notlage an medizinischer Versorgungsmöglichkeit in Kolumbien (1979) von Rey und Martinez angewandt, im Wesentlichen weiterentwickelt und verbreitet durch die Ärztin Marina Marcovich
Infertilität	Unfruchtbarkeit
Inkubator	Brutkasten
Intubation	Beatmung
Neonatologie	Frühgeborenen-Medizin
Neonatologe/in	Arzt/Ärztin für Frühgeborenen-Medizin
Notsectio	Notfall-Kaiserschnitt
Partus	Geburt

Plazenta	Mutterkuchen
Präeklampsie	Schwangerschaftsvergiftung
pränatal	Zeitraum vor der Geburt (kindliche Perspektive)
pränatales Konsil	konsiliarische Mitbetreuung durch Neonatologen
präpartal	Zeitraum vor der Geburt (mütterliche Perspektive)
postmenopausal	Zeitraum nach den Wechseljahren der Frau
postpartal	Zeitraum nach der Geburt (mütterliche Perspektive)
respiratorisch	die Atemwege betreffend
Sectio	Kaiserschnitt
Uterus	Gebärmutter
Vulnerabilität	Verwundbarkeit
Zygote	Zelle, die aus Verschmelzung zweier Geschlechtszellen entsteht

Abkürzungsverzeichnis

FG	Frühgeburt
LM	Lebensmonat
SPZ	Sozialpädiatrisches Zentrum
SSW	Schwangerschaftswochen
PID	Präimplantationsdiagnostik
PND	Pränataldiagnose

Abbildungsverzeichnis

Literatur

Ahnert, L (Hrsg.) (2008). Frühe Bindung. Entstehung und Entwicklung. Reinhardt, München, Basel (2. Auflage).

Bereswill, M/ Scheiwe, K/ Wolde, A (Hrsg.) (2006). Vaterschaft im Wandel. Multidisziplinäre Analysen und Perspektiven aus geschlechtstheoretischer Sicht. Juventa, Weinheim und München.

Bindt, C (2007). Ungetrübtes Familienglück oder neue Risikokonstellation? Elternschaft und Kindesentwicklung nach reproduktionsmedizinischer Behandlung. In: Brisch, K-H/Hellbrügge, T. Die Anfänge der Eltern-Kind-Bindung. Klett-Cotta, Stuttgart, 51-82.

Brisch, K-H/Hellbrügge, T (2007). Die Anfänge der Eltern-Kind-Bindung. Klett-Cotta, Stuttgart.

Brisch, K-H/Hellbrügge, T (2008). Der Säugling – Bindung, Neurobiologie und Gene. Klett-Cotta, Stuttgart.

Brisch, K-H (2009). Bindungsstörungen. Von der Bindungstheorie zur Therapie. Klett-Cotta, Stuttgart (9. Auflage).

Brisch, K-H (2010). Bindung und Frühgeburt. In: Frühe Kindheit. Zeitschrift der Deutschen Liga für das Kind in Familie und Gesellschaft e.V., 1/2010, 13, 24-28.

Bundeszentrale für gesundheitliche Aufklärung (BZgA). Beifahrer - Kleiner Tourenplaner für werdende Väter. URL: http://www.bzga.de/botmed_13643000.html, 07.06.2010.

Burgess, A/ Fisher, D (2008). Geburtshilfe und Väter. Ein Überblick über den Stand der Forschung. In: Schäfer, E et al. (2008). Vater werden ist nicht schwer? Zur neuen Rolle des Vaters rund um die Geburt. Psychosozial, Gießen, 13-48.

Christ-Steckhan, C (2012). Elternberatung in der Neonatologie. URL: http://www.elternberatung-neonatologie.de/185.html, 25.06.2012.

Dammasch, F/ Metzger, H-G (2006). Die Bedeutung des Vaters. Psychoanalytische Perspektiven. Brandes & Apsel, Frankfurt a.M.

Deutsche Kinderhilfe (2012). Die Deutsche Kinderhilfe setzt sich für eine optimale Versorgung von Frühgeborenen ein. URL: https://www.kinderhilfe.de/informieren/fruehgeborenenversorgung/, 28.03.2012.

Diedrich, K/ Felderbaum, R/ Griesinger, G/ Hepp, H/ Kreß, H/ Riedel, U (2008). Reproduktionsmedizin im internationalen Vergleich. Wissenschaftlicher Sachstand, medizinische Versorgung und gesetzlicher Regelungsbedarf. Gutachten im Auftrag der Friedrich-Ebert-Stiftung Berlin. URL: http://library.fes.de/pdf-files/stabsabteilung/05642.pdf, 22.06.2012.

Dittrich, M (2006). Mögliche Veränderungen in der elterlichen Partnerschaft in Abhängigkeit vom biologischen Risiko des neugeborenen Kindes. In: Heinen, N/ Husseini, M/ Kribs, A (Hrsg.). Väter frühgeborener Kinder. Ergebnisse einer Pilotstudie. Selbstbestimmtes Leben, Düsseldorf, 65-84.

Drinck, B (2005). Vatertheorien. Geschichte und Perspektive. Budrich, Opladen.

Eickhorst, A (2009). Zur Notwendigkeit von Frühen Hilfen für Väter. In: Frühe Kindheit. Zeitschrift der Deutschen Liga für das Kind in Familie und Gesellschaft e.V., 1/2009, 12, 40-41.

Elsner, A (2002). Frühgeburt – Angst und Hoffnung. Ein Vater erzählt die Geschichte seiner zwei zu früh geborenen Kinder. Frieling, Berlin.

Franz, M/ West-Leuer, B (2008). Bindung, Trauma, Prävention. Entwicklungschancen von Kindern und Jugendlichen als Folge ihrer Beziehungserfahrungen. Psychosozial-Verlag, Gießen.

Fthenakis, W (1985). Väter. Band 1. Urban & Schwarzenberg, München.

Gärtner, H/ Heinen, N/ Wiemeyer, N (2006). Väter gestern und heute – eine Zwischenbilanz zum Stand der Väterforschung. In: Heinen, N/ Husseini, M/ Kribs, A (Hrsg.). Väter frühgeborener Kinder. Ergebnisse einer Pilotstudie. Selbstbestimmtes Leben, Düsseldorf, 25-47.

Gensel, F (2010). Väterliche psychische Belastung und Erleben nach extremer Frühgeburt. Dissertation. URL: http://ediss.sub.uni-hamburg.de/volltexte/2011/5133/pdf/110514_Dissertation_Gensel_Franziska.pdf, 20.02.2012.

Gleitman, H/ Fridlund, A/ Reisberg, D (2004). Psychology. Norton, London (6. Auflage).

Gloger-Tippelt, G (1985). Der Übergang zur Elternschaft. Eine entwicklungspsychologische Analyse. In: Zeitschrift für Entwicklungspsychologie und Pädagogische Psychologie. Band XVII, Heft1, 53-92.

Grigelat, A (2009). Auf einmal zwei. Leben mit Zwillingen. Goldmann, München.

Gumbinger, H-W/ Bambey, A (2005). Neue Väter – andere Kinder? Vaterschaft, familiale Triade und Sozialisation. URL: http://www.ifs.uni-frankfurt.de/forschung/neue_vaeter/stand2005.pdf, 15.04.2009.

Gumbinger, H-W/ Bambey, A (2006). Neue Väter – andere Kinder? Das Vaterbild im Umbruch – Zwischen gesellschaftlichen Erwartungen und realer Umsetzung. URL: http://www.forschung-frankfurt.uni-frankfurt.de/dok/2006/2006-4/26-31-Neue-Vaeter-andere-Kinder.pdf, 18.08.2010.

Gutbrod, T/ Wolke, D (2004). Attachment formation in very premature infants – a new generation. In M. Noecker-Ribaupierre (Ed.), Music Therapy for premature and newborn infants (pp. 33-49). Gilsum: Barcelona Publishers.

Heinen, N/ Husseini, M/ Kribs, A (Hrsg.) (2006). Väter frühgeborener Kinder. Ergebnisse einer Pilotstudie. Selbstbestimmtes Leben, Düsseldorf.

Helfferich, C/ Klindworth, H/ Wunderlich, V (2004). Männer leben. Studie zur Lebensläufen und Familienplanung. Herausgegeben von der Bundeszentrale für gesundheitliche Aufklärung. URL: http://www.bzga.de/forschung/studien-untersuchungen/studien/?sid=-1&sub=22, 17.05.2010.

Höhn, C/ Ette, A/ Ruckdeschel, K (2006). Kinderwünsche in Deutschland. Konsequenzen für eine nachhaltige Familienpolitik. Herausgegeben vom Robert-Bosch-Institut. URL: http://www.bib-demographie.de/cln_099/nn_750464/SharedDocs/Publikationen/DE/Download/Broschueren/kinderwunschstudie__2006,templateId=raw,property=publicationFile.pdf/kinderwunschstudie_2006.pdf, 17.05.2010.

Hude, K von der (2012). Elternberatung in der Neonatologie. Vortrag im Rahmen der Veranstaltung 'Früh geboren - und dann? Vernetzung von Anfang an' am 22.06.2012. Veranstalter Zentrum für Qualität und Management im Gesundheitswesen, Hannover und des Bundesverbandes 'Das frühgeborene Kind' e.V.

Jotzko, M (2010). Psychosoziale Betreuung liegt im Argen. In: Kinderärztliche Praxis. Soziale Pädiatrie und Jugendmedizin. Kinderspezial. Zeitschrift für Kinder und Jugendliche mit besonderen Bedürfnissen. Kirchheim, Mainz, Nr. 36, 15.03.10, 81. Jhg., 20.

Jungbauer, J (2009). Familienpsychologie. Beltz, Weinheim.

Jurczyk, K/ Lange, A (Hrsg.) (2009). Vaterwerden und Vatersein heute. Neue Wege – neue Chancen! Bertelsmann Stiftung, Gütersloh.

Kailitz, S (2010). Ich hatte nur noch Angst. Immer mehr Frühgeborene überleben. Für Eltern und Kinder ist dies aber erst der Beginn eines langen Kampfes. In: DIE ZEIT, Nr. 26, 24.06.2010, 39.

Kindler, H (2002). Väter und Kinder. Langzeitstudien über väterliche Fürsorge und die sozioemotionale Entwicklung von Kindern. Juventa, Weinheim.

Kindler, H/ Grossmann, K (2008). Vater-Kind-Bindung und die Rollen von Vätern in den ersten Lebensjahren ihrer Kinder. In: Ahnert, L. (Hrsg.). Frühe Bindung. Entstehung und Entwicklung. Reinhardt, München, Basel, 2.Aufl., 240-255.

Kißgen, R (2011). Kind-Vater-Bindung bei Frühgeburtlichkeit. URL: http://www.fgoe.org/projektfoerderung/geforderte-projekte-neu/FgoeProject_1016/29295.pdf, 23.03.2012.

Klose, K (2006). Väterliches Erleben und Handelns bei der Geburt eines Kindes. In: Heinen, N/ Husseini, M/ Kribs, A (Hrsg.). Väter frühgeborener Kinder. Ergebnisse einer Pilotstudie. Selbstbestimmtes Leben, Düsseldorf, 136-153.

Knaur (1985). Das Deutsche Wörterbuch. Lexikographisches Institut, München.

Kröger, F (2007). Familien-Bande. In: Kontext 38, 3. Vandenhoeck & Ruprecht, 258-272 (Lernplattform Maps07, M4 Soziologie, ohne nähere Angaben).

Kühn, M (2006). Elterliche Partnerschaft und Beziehung zum Kind in der retrospektiven Bewertung von Vätern frühgeborener Kinder. In: Heinen, N/ Husseini, M/ Kribs, A (Hrsg.). Väter frühgeborener Kinder. Ergebnisse einer Pilotstudie. Selbstbestimmtes Leben, Düsseldorf, 154-165.

Laucht, M/ Schmidt, M (2010). Entwicklungsverläufe von Hochrisikokindern. In: Kinderärztliche Praxis 76, Nr. 6. Kirchheim, Mainz, 348-354.

Lehn, B (2009). Frühchen brauchen viel nackte Haut. FR online. URL: http://www.fr-online.de/wissenschaft/mutter-kind-beziehung-fruehchen-brauchen-viel-nackte-haut,1472788,3126250.html, 16.02.2012.

Lenkitsch-Gnädiger. Die Eltern und ihr erstes Kind. Einzelfallstudien zur Frage nach der innerseelischen Veränderung von Paaren durch die Elternschaft. University press, Kassel.

Lenzen-Schulte, M (2010). Zu früh ist zu früh. Jüngste Einsichten über späte Frühchen. In: Pädiatrix, 2/2010.

Luhmann, N. (1990). Sozialsystem Familie. In: ders.: Soziologische Aufklärung 5: Konstruktivistische Perspektiven. Westdeutscher Verlag, Opladen, 196-217.

Machul, D (2008). Frühgeburt: Elterlicher Bedarf an professioneller Unterstützung während des Klinikaufenthalts. Dissertation. URL: http://edoc.hu-berlin.de/dissertationen/machul-doerthe-2008-10-27/PDF/machul.pdf, 22.06.2010.

Mietzel, G (1989). Wege in die Entwicklungspsychologie. Kindheit und Jugend. Psychologie Verlagsunion, München.

Metzger, H-G (Hrsg.) (2008). Psychoanalyse des Vaters. Klinische Erfahrungen mit realen, symbolischen und phantasierten Vätern. Brandes & Apsel, Frankfurt a.M.

Möller, Jens (2009). Frühgeborene der 33. bis 37. Gestationswoche. Probleme reifer Frühchen häufig unterschätzt. In: Pädiatrie hautnah, Ausgabe 06, 417-421.

Mühler, K/ Pulzer, F/ Robel-Tillig, E./ Knüpfer, M/ Gebauer, C/ Keller, A/ Nickle, P/ Stepan, H/ Till, H/ Kiess, W (2009). Case-Management in der psychosozialen Begleitung von Eltern frühgeborener und kranken Neugeborenen. Kinder- und Jugendmedizin 9, 71-76.

Müller-Rieckmann, E (2006). Das frühgeborene Kind in seiner Entwicklung. Reinhardt, München (4. Auflage).

Nave-Herz, R. (2006). Ehe- und Familiensoziologie. Eine Einführung in Geschichte, theoretische Ansätze und empirische Befunde. Juventa, Weinheim.

Nave-Herz, R. (2006a). Familiale Rollen. In: dies.: Ehe- und Familiensoziologie. Eine Einführung in Geschichte, theoretische Ansätze und empirische Befunde. Juventa, Weinheim 179-194.

Oerter, R. / v. Hagen, C. / Röper, G. / Noam, G. (Hrsg.) (1999). Klinische Entwicklungspsychologie - Ein Lehrbuch. Beltz, Weinheim.

Oerter, R. / Montada, L. (Hrsg.) (2002). Entwicklungspsychologie. Beltz, Weinheim (5. Auflage).

Ortenstrand, A/ Westrup, B/ Broström, E/ Sarman, I/ Akerström, S/ Brune, T/ Lindberg, L/ Waldenström, U (2010). The Stockholm Neonatal Family Centered Care Study: effects on length of stay and infant morbidity. In: PEDIATRICS, Vol. 125, Issue 2 Feb. URL: http://www.searchmedica.com/xml-resource.html?c=pc&ss=defLink&p=Convera&rid=ds1-va%3Ap%3A1013t%3A79142754664%3A2aa52299f31305, 11.05.2010.

Papoušek, M/ Schieche, M/ Wurmser, H (2004). Regulationsstörungen der frühen Kindheit. Hans Huber, Bern.

Pauls, J (2008). Erfahrungen mit Vätern auf der neonatologischen Intensivstation. In: Schäfer, E/ Abou-Dakn, M/ Wöckel, A (Hrsg.). Vater werden ist nicht schwer? Zur neuen Rolle des Vaters rund um die Geburt. Psychosozial, Gießen 135 –140.

Petermann, F et al. (2000). Risiken in der frühkindlichen Entwicklung. Hogrefe, Göttingen.

Pflegekonzept – Frühgeborenenpflege. URL:http://www.klinikum.uni-heidelberg.de/Pflegekonzept.6499.0.html, 10.05.2010.

Poets, C (2010). Lebensqualität von Frühgeborenen: Auf die psychosoziale Versorgung kommt es an. In: Kinderärztliche Praxis. Soziale Pädiatrie und Jugendmedizin. Kinderspezial. Zeitschrift für Kinder und Jugendliche mit besonderen Bedürfnissen. Kirchheim, Mainz, Nr. 36, 15.03.10, 81, 13-14.

Poets, C (2010b). Der Umgang mit dem Thema Frühgeburt für die betroffenen Eltern. Wie kann die Lebensqualität von Eltern und Kind während der Zeit auf der Intensivstation gesteigert werden? In: Frühe Kindheit. Zeitschrift der Deutschen Liga für das Kind in Familie und Gesellschaft e.V., 1/2010, 13, 14-15.

Porz, F (2008). Evaluation der individuellen familienorientierten Nachsorge für Früh- und Risikogeborene des Modellprojekts BUNTER KREIS Augsburg. PRIMA-Studie. URL: http://www.beta-institut.de/download/prima-ergebnisse-zusammenfassung.pdf, 22.06.2010.

Porz, F (2009). Studien beweisen: Nachsorge hilft und spart Kosten. In: Mitteilungsblatt des Bundesverband „Das frühgeborene Kind“ e.V., Sozialmedizinische Nachsorge. Graphisches Zentrum Mainz, 4. Ausgabe, 12-13.

Porz, F (2010). Entlassung kleiner Frühgeborener aus der Klinik – und was dann? In Kinder- und Jugendmedizin, 10, 43-47.

Pschyrembel. Medizinisches Wörterbuch. URL: http://www.wdg.pschyrembel.de/Xaver/start.xav?SID=Andreas46Weiss64klinikum45kassel46de2741073288370&startbk=pschyrembel_kw&bk=pschyrembel_kw&hitnr=1&start=%2f%2f*%5B%40node_id%3D%271761239%27%5D&anchor=el, 17.05.2010.

Reck, C/ Klier, C M/ Pabst, K/ Stehle, E/ Steffenelli, U/ Struben, K/ Backenstrass, M (2006). The German version of the Postpartum Bonding Instrument: Psychometric properties and association with postpartum depression. Arch Womens Ment Health, 9, 265-271.

Reck, C (2007). Postpartale Depression: Mögliche Auswirkungen auf die frühe Mutter-Kind-Interaktion und Ansätze zur psychotherapeutischen Behandlung. In: Praxis Kinderpsychologie Kinderpsychiatrie, 56, 326-336.

Reck, C (2008). Depressionen und Angststörungen im Peripartalzeitraum, Epidemiologie, Mutter-Kind-Beziehung und Behandlungskonzept. In: Nervenheilkunde 6/2008, 1-6.

Reck, C (2009). Stationäre Behandlung von psychisch erkrankten Müttern und ihren Kindern. Frühe Kindheit, 2. URL: http://www.liga-kind.de/fruehe/209_reck.php, 23.06.2010.

Rost, H (2007). Der Kinderwunsch von Männern und ihr Alter beim Übergang zur Vaterschaft. In: Mühling, T/ Rost, H (2007) (Hrsg.). Väter im Blickpunkt. Perspektiven der Familienforschung. Budrich, Opladen, 1. Aufl., 77-96.

Rothe, F/ Gebauer, C/ Pulzer, F/ Bläser, A/ Robel-Tillig, E/ Knüpfer, M (2009). Pränatale Elternbegleitung bei drohender Frühgeburt. In: Kinder- und Jugendmedizin, 9, 362-366.

Sarimski, K (2000). Frühgeburt als Herausforderung. Psychologische Beratung und Bewältigungshilfe. Hogrefe, Göttingen.

Schäfer, E/ Abou-Dakn, M/ Wöckel, A (Hrsg.) (2008). Vater werden ist nicht schwer? Zur neuen Rolle des Vaters rund um die Geburt. Psychosozial, Gießen.

Schaub, H/ Lenke, K (2007). Wörterbuch Pädagogik. DTV München (2. Auflage).

Scheele, M (2010). Behandlung und Betreuung von Frauen mit Frühgeburtsbestrebungen. Plädoyer für einen ganzheitlichen Ansatz. In: Frühe Kindheit. Zeitschrift der Deutschen Liga für das Kind in Familie und Gesellschaft e.V., 1/2010, 13. Jhg., 16-19.

Schmid, A C (2003). Stress, Burnout und Coping. Eine empirische Studie an Schulen zur Erziehungshilfe. Klinkhardt, Rieden.

Schmidt, O (2010). Pädiatrisches Outcome nach reproduktionsmedizinischen Maßnahmen. Fortbildungsveranstaltung im Kinderkrankenhaus Park Schönfeld in Kassel, 19.05.2010.

Schneewind, K (2002). Familienentwicklung. In: Oerter, R. / Montada, L. (Hrsg.). Entwicklungspsychologie. Beltz, Weinheim (5. Auflage).

Schneider, C (2012). Bloß kein Gequatsche. Männer sind anders depressiv als Frauen – und in der Therapie lieber unter sich. In: DIE ZEIT, Nr. 9, 23.02.2012, 36.

Schönhöfer, P /Mader, S (2009). Größte Kinderpatienten-Gruppe erhält dank EFCNI endlich mehr Aufmerksamkeit. URL: http:// www.efcni.org/fileadmin/.../0509_EFCNI_Elterntreffen_final.pdf, 18.08.2010.

Sparshott, M (2000). Früh- und Neugeborene pflegen. Stress- und schmerzreduzierende, entwicklungsfördernde Pflege. Hans Huber, Bern.

Statistisches Bundesamt Deutschland. URL: http://www.destatis.de/jetspeed/portal/cms/Sites/destatis/Internet/DE/Presse/pm/2007/09/PD07__366__12641,templateld=renderPrint.psml, 17.05.2010.

Steinhardt, K/ Datler, W/ Gstach, J (Hrsg.) (2002). Die Bedeutung des Vaters in der frühen Kindheit. Psychosozial, Gießen, 105-127.

Studer Burkhard, A (2011). Die Vater-Kind-Interaktion bei Frühgeborenen im Vergleich zur Mutter-Kind-Interaktion bei Frühgeborenen und zur Vater-Kind-Interaktion Termingeborener. Masterarbeit. URL: http://www.zhaw.ch/fileadmin/user_upload/psychologie/Downloads/Bibliothek/Arbeiten/MA/ma0043.pdf, 22.03.2012.

Wachtendorf, M/ Neubauer, A-P/ Schulz, M (2009). Gruppenarbeit mit "frühgewordenen Eltern". Vortrag anlässlich der Informationsveranstaltung Projekt "Nachuntersuchung von Frühgeborenen" am 19.03.2009, Zentrum für Qualität und Management Hannover. URL: http://www.zq-aekn.de/web_aekn/zqhome.nsf/ContentView/5FDB8BE8AAE7E165C1257585003D54C9/$File/Wachtendorf%2019.03.09.pdf, 28.12.2009.

Weißbrodt, A/ Einax-Wagner, M (2009). Kasseler Projekt „Startpiloten“ zur Begleitung von Eltern frühgeborener Kinder. In: Mitteilungsblatt des Bundesverband „Das frühgeborene Kind“ e.V., Sozialmedizinische Nachsorge. Graphisches Zentrum Mainz, 4. Ausgabe, 14-17.

Weißbrodt, A (2010). Interventions- und Unterstützungsmaßnahmen für Eltern frühgeborener Kinder in Kassel. Forschungsbericht. URL: http://www.unsere-fruehchen-kassel.de/media/95be4ffeb4df0a3cffff80c4ac144227.pdf, 21.06.2010.

Westrup, B (2004). Family-Centered Developmentally Supportive Care in Neonatal Intensive Care Units. Encyclopedie on Early Childhood Development. URL: http://www.enfant-encyclopedie.com/Pages/PDF/WestrupANGxp.pdf, 10.05.2010.

Wieg, C (2010). Familienorientierte Frühgeborenenmedizin sollte für uns Ärzte das Maß aller dinge sein. In: Kinderärztliche Praxis. Soziale Pädiatrie und Jugendmedizin. Kinderspezial. Zeitschrift für Kinder und Jugendliche mit besonderen Bedürfnissen. Kirchheim, Mainz, Nr. 36, 15.03.10, 81. Jhg., 9-10.

Wöckel, A/ Schäfer, E/ Abou-Dakn, M (2008). Männer im Kreißsaal: Was Vorbereitung bringt. In: Schäfer, E/ Abou-Dakn, M/ Wöckel, A (Hrsg) (2008). Vater werden ist nicht schwer? Zur neuen Rolle des Vaters rund um die Geburt. Psychosozial, Gießen, 99-107.

Wolke, D/ Gutbrod, T (2005). Der Bindungsaufbau bei sehr Frühgeborenen. Vortrag beim 4. Augsburger Nachsorgesymposium am 24./25. Juni 2005. URL: http://www.betainstitut.de/download/symposium-wolke.pdf, 28.03.2012.

Wyl, A von (2009). Die Bedeutung der Vater-Kind-Interaktion für die Entwicklung von Frühgeborenen und die Mutter-Kind-Interaktion. URL: http://www.psychologie.zhaw.ch/de/psychologie/forschung-und-entwicklung/psychotherapie/forschungsprojekteaktuell/interaktion.html, 05.02.2010.

Zerle, C/ Krok, I (2009). Null Bock auf Familie!? Schwierige Wege junger Männer in die Vaterschaft. In: Jurczyk, K/ Lange, A (Hrsg.). Vaterwerden und Vatersein heute. Neue Wege – neue Chancen! Bertelsmann Stiftung, Gütersloh, 121 – 140.

Anhang

Überblick der wesentlichen zitierten Studien:

Forschungs-gruppe	Zeit-raum	Forschungs-gegenstand	Design	(Teil-) Ergebnis	Quelle
Bindt/Berger/ Ohlsen, BMBF	1994 - 2000	Elternschaft nach IVF	Interview, 46 Paare nach IVF + Kontrollgruppe	keine ethische Bedenken zu IVF d. IVF-Stichprobe, ♂+♀ führen Infertilität auf ♀ zurück, auch wenn bei ♂ Fertilitätsstörung vorliegt	Bindt 2007, 54
Dittrich	5/2002-2/2004	Partnerschafts-zufriedenheit von FG-Eltern	15 FG-Väter, 27 Väter reifer Kinder, Befragung (T1-T3, innerhalb von 12 Monaten)	Paarzufriedenheit nach 12 Monaten jeweils bei ~60% (FG- u. Kontrollgruppe), Paarintensität bei Vätern reifgeborener höher	Dittrich 2006, 67
DJI/ Bertelsmann Stiftung	2008	Vaterschaftskonzepte/ Kinderwunsch	Telefon-interview: 1133 kinderlose ♂, 670 Väter	92,7% Kinderwunsch, 30% kinderlos, gefestigte Partnerschaft ist wichtigste Voraussetzungen für Entscheidung für Kindern	Zerle/ Krok 2009, 121
Fthenakis/ Minsel	2001	Vaterschaftskonzept		71% ♂, 75%♀ sehen Vater in Erzieherrolle, 29%♂, 25% ♀ sehen Vater in Ernährerrolle	Eickhorst 2005, 21
Gensel	2006 - 2009	väterliche psychische Belastung und Erleben der Vaterschaft nach extremer Frühgeburt	FG-Väter: n=87, Ko n= 100, T1: 4 Wo postpartal, T2: 6 Monate postpartal, standardisierte Fragebögen, genormte Skalen, Interviews	Geburt als stark belastend empfunden; soziales Netz und höherer Bildungsstand wirken sich günstig auf Erleben psychischer Belastung aus	Gensel 2010, 37; 50 ff

Gumbinger/ Bambey	2005	Gesellschaft. Umbildungsprozess und Auswirkung auf familiale Triade	Clusteranalyse, 1500 Fragebögen an Frankfurter Grundschulväter + Interview Eltern u. Kind	Klassifizierung von 6 Vatertypen (unkonturierter, partnerschaftlich-traditionell, randständig, zurückgezogener, unsicher-gereizter, egalitärer Vater)	Gumbinger/Bambey 2005
Kißgen (Kooperation, Humanwissenschaftliche und Medizinische Fakultät Universität zu Köln)	2010 abgeschlossen	Bindungsqualität Frühgeborener an ihre Väter	n=24 FG, n=27 Termingeborenen, Erhebungszeitpunkt: 12. Lebensmonat	keine signifikanten Unterschiede bzgl. der Bindungsqualität an ihre Väter	Veröffentlichung 2012 geplant
Klose	5/2002-2/2004	Gefühlserleben von Vätern Frühgeborener	Interview, 35 Väter Frühgeborener, 73 Väter Reifgeborener	Stolz, gesteigertes Verantwortungsbewusstsein bei beiden Gruppen, Zeitpunkt des 1. visuellen und taktilen Kontakts Va-Kd., Empf. d. Vaters nach Geburt, Unterstützungsmaßnahmen d. Vaters bei FG-Geburt, Besuchszeiten der FG-Väter, Aufgaben d. FG-Väter nach Geburt	Klose 2006, 137
Klose	5/2002-2/2004	Väterliches Erleben der Geburt (FG)	22 FG-Väter, 26 Väter reifer Kinder	Steigerung der Paarintensität: FG-Väter 20%, Väter reifer Kinder 27%	Klose 2006, 149
Kühn	5/2002-2/2004	Elterliche Partnerschaft und Beziehung zum Kind (nach FG)	22 FG-Väter + Kontrollgruppe, Befragung + retrospektive Bewertung durch Vater (T1-T3, innerhalb von 12 Monaten)	Minderung der Beziehungsqualität in beiden Gruppen	Kühn 2006, 154 ff
Pauls	2008	Situation der Väter Frühgeborener auf der Neonatalstation	nicht standardisierte Befragung der Väter von Frühgeborenen (> 29 SSW) und des Klinikpersonals	Väter nehmen Müttern Ängste, Vätern fehlt Mutter bei der ersten Begegnung mit Kind, Väter sind 'technikinteressierter'	Pauls 2008, 135 ff

PPAS (Population Policy Acceptance Study)	2003	demografischer Wandel in Europa		36% ♂, 25% ♀ freiwillige Kinderlosigkeit	Rost 2007, 84
Robert-Bosch-Stiftung	2005	Generation und Gender		hohe Rate freiwilliger Kinderlosigkeit bei ♂	Rost 2007, 80
Schmidt-Denter	1988	Ausmaß der Vater-Kind-Interaktion		3 Vätertypen (aktiver, weniger aktiver, inaktiver Vater)	Eickhorst 2005, 21
Sozialwissenschaftliche Forschungsstelle der Universität Bamberg (gefördert durch das Bundesministerium für Familien und Frauen, Jugend und Senioren)	1988 - 1996	Frage nach Kinderwunsch bei kinderlosen Paaren	repräsentative Längsschnittstudie, 1528 kinderlose Paare in den alten Bundesländern, telefonische standardisierte Befragung, T1-T3	80% Kinderwunsch erfüllt, 8% ↑, 15%↓	Rost 2007, 83
Studer	6/2009-1/2011	Vater-Kind(FG)-Interaktion und Einfluss auf kindliche Entwicklung und die Mutter-Kind-Interaktion	Longitudinalstudie, 40 FG-Eltern + Kontrollgruppe, 5 Fragebögen (EPDS, SILger-Score u.a.), CARE-Index,	besserer Zugang der Väter durch frühe Integrität auf Station nicht nachgewiesen, Interaktionsqualität von Vätern und Müttern ähnlich, auch im Vergleich mit Vätern Termingeborener keine signifikanten Unterschiede	Studer 2011, 57
Weißbrodt	8-11/ 2009	Interventions- und Unterstützungsmaßnahmen für FG-Eltern	standardisierte Fragebogenerhebung, 68 Mütter und Väter von FG	Mütter nehmen selten, Väter nehmen noch seltener psycholog. od. psychotherapeutische Unterstützung nach einer FG in Anspruch	Weißbrodt 2009, 41
Werneck	1998	Vaterschaftskonzept		3 Vätertypen (neuer, familienorientierter, eigenständiger Vater)	Eickhorst 2005, 21

Wöckel Schäfer/ Abou-Dakn		Einflüsse und Effekte von Vorbereitungskursen der Väter	Befragung von 144 Berliner Paaren, davon 80 ♂	Partnerin leiden zu sehen ist größte Befürchtung	Wöckel et al. 2008, 99
Wolke, Gutbrod (GAIN Study, Department of Psychology, University of Hertfordshire)		Bindungsaufbau bei sehr Frühgeborenen	Bindungsverhalten von n=90 FG + n=105 Termingeb., T1-T6 (36 Woche-3 Jahre), Parent Interview, Nurse Questionnaire, Mother and Baby Scale, Adult Attachment Questionnaire, Maternal Depression Scale, Ainsworth's Strange Situation Bayleys Scales, Toddler Behaviour Questionnaire u.a. Methoden.	33 % der FG, 17 % der Kontrollgruppe wiesen mit 18 Monaten desorganisiertes Bindungsverhalten auf, kein signifikanter Unterschied und kein Zusammenhang mit feinfühligem Verhalten der Eltern	Wolke 2005, Gutbrod 2004
Zulehner	1994	Vaterschaftskonzept		3 Vätertypen (traditioneller, nicht-traditioneller, weder traditionell noch nicht-traditionell)	Eickhorst 2005, 21

Interessante Links und Adressen

- Bundesverband 'Das Frühgeborene Kind' e.V.
  http://www.fruehgeborene.de/
  Broschüren als Download:
  - Leitsätze zur entwicklungsfördernden Betreuung in der Neonatologie
    http://www.fruehgeborene.de/images/stories/bv/info_downloads/Leitsaetze.pdf
  - Eltern auf der Neointensivstation - ein Feedback
    http://www.fruehgeborene.de/images/stories/bv/Elternfeedback_iPDF.pdf
  - Broschüre: Frühgeborene und ihre Eltern in der Klinik
    http://www.fruehgeborene.de/images/stories/bv/info_downloads/eb/pdf/EB05.pdf
  - Broschüre: Willkommen daheim
    http://www.fruehgeborene.de/images/stories/bv/info_downloads/eb/pdf/Willkommen_daheimweb.pdf
- Internationale Stiftung
  http://www.efcni.org/
  - White Paper der EFCNI
    Caring for tomorrow:
    http://www.efcni.org/fileadmin/Daten/Web/Reports/EFCNI_White_Paper/EFCNI_WP_01-26-12FIN.pdf
- Landesverband 'Früh- und Risikogeborene Rheinland-Pfalz' e.V.
  http://www.fruehgeborene-rlp.de/451schule.html
  - Broschüre 'Frühgeborene in der Grundschule'
    http://www.fruehgeborene-rlp.de/Downloads/b_fgschule.pdf

- Buch 'Frühgeborene und Schule. Ermutigt oder ausgebremst', Jäckel, Karin
  http://passthrough.fw-notify.net/download/387660/http://www.fruehgeborene-rlp.de/Downloads/pr_buch_gross.pdf

- Elternberatung in der Neonatologie
  http://www.elternberatung-neonatologie.de/185.html
- Sozialmedizinische Nachsorge
  http://www.bunter-kreis.de/
- Einrichtungen und Stellen der Frühförderung in der Bundesrepublik Deutschland
  http://www.bmas.de/DE/Service/Publikationen/c751-einrichtungen-und-stellen-der-fruehfoerderung.html
- Zusammenfassung reproduktionsmedizinischer internationaler Wissenschafts- und Rechtsgrundlagen
  http://library.fes.de/pdf-files/stabsabteilung/05642.pdf